JN164301

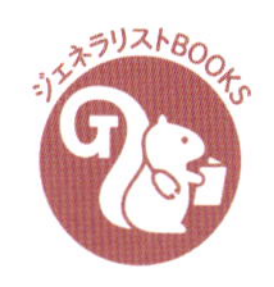

整形画像読影道場

西伊豆健育会病院 院長
仲田 和正

医学書院

〈ジェネラリスト BOOKS〉
整形画像読影道場
発　行　2019年 5月 1日　第1版第1刷©
　　　　2020年 6月 1日　第1版第3刷
著　者　仲田和正（なかだかずまさ）
発行者　株式会社　医学書院
　　　　代表取締役　金原　俊
　　　　〒113-8719　東京都文京区本郷1-28-23
　　　　電話　03-3817-5600(社内案内)
印刷・製本　リーブルテック

ISBN978-4-260-03833-1

まえがき

研修医の時，天竜川上流の僻地診療所での診療を初めて見学しました．驚いたことのひとつは，膝の痛みや腰痛，四肢外傷など，整形外科疾患の多さでした．それまで私は外科志望でした．しかし内科，小児科，整形外科の3科がわかれば僻地で遭遇する疾患の8〜9割に対応できるなというのが実感でした．「僻地で役に立つ医師になりたい」というのが私の願いでしたから，これを見て整形外科医を目指すことを決めました．

内科，小児科も必ず研修を受けなければなりませんが，研修終了後は独学で知識を広げることができます．しかし外科系は師について地道に技術を研鑽しなければなりません．整形外科をベースにして，内科系のことは独学で学び，僻地で役立つ医師になろうと思いました．

また以前，関西のある都市の外科医会から，整形疾患の講義の依頼を受けました．「外科医会でなぜ整形外科の講義なのですか?」とお聞きしたところ，消化器外科などを専門としても，ひとたび「外科」で開業すると，診る疾患のほとんどは整形疾患であり，消化器外科疾患の知識・技術はほとんど役に立たず，整形外科の知識が一番必要なのだとのことでした．

プライマリ・ケアの現場で，整形外科の知識は必須であり，骨・関節のX線読影の力は必ず必要とされます．米国の医療訴訟で多いのが骨折の見逃しなのです．この本では，診療所レベルで需要の多い整形疾患に絞り，無駄な知識を排し，明日からの診療に役立つX線知識をまとめました．日常診療で，この本程度の知識があれば，さほど困らないと確信しております．画像は，私がいままで蓄積してきた2,000枚程のteaching fileからまとめました．

2019年3月

西伊豆健育会病院 院長
仲田和正

目次

本書は『総合診療』27 巻 1～12 号（2017 年 1～12 月号）に掲載された連載「西伊豆発！画像読影道場―これくらい読めてもいいんでナイカイ？」をもとに，編集･加筆したものです．

ブックデザイン：菊地昌隆

第1章

整形疾患診察の基本編

一般内科外来で，整形外科的な訴えがあることは少なくありません.「ここが痛いんですけど」という患者の訴えで，X 線を撮影することもあるでしょう．実はその X 線の異常所見を見逃していたかもしれません．読影のポイントを知り，疑っていれば，自ずと異常なところが見えてきます．そこで，本書では内科の先生方に知っておいてほしい X 線読影のポイントを，整形疾患を中心に伝授します．必要に応じ，CT や MRI などの関連画像も提示します．時に内科的な読影ポイントも飛び出します．皆さん，“怒涛の反復”で一緒に学び合いましょう！

骨折はどのように起こる?

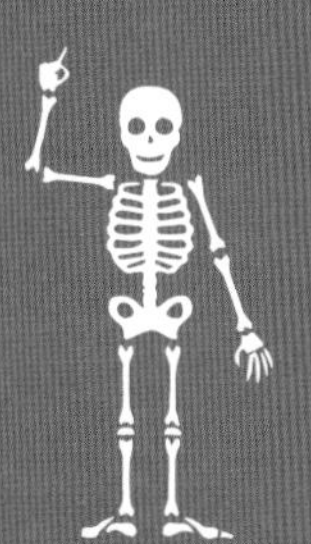

R

Q

大腿骨にどのような力が加わって,このような骨折になったか推測できますか?

70歳・女性

最初のテーマは骨折です．米国の医療訴訟では，「骨折の見逃し」が多く問題になっています．前医で「骨折はない」と言われたのに，後医で「骨折」と診断されれば，大きな不信につながるでしょう．内科医といえども，骨のX線を読めるに越したことはありません．また，骨折の機序を理解することにより，たとえばX線から高エネルギー外傷だと判断できれば，多発外傷の検索にもつながります．

キュウリでわかる骨折の機序

骨折は，X線を撮れば，どのような力が働いたか，だいたい見当がつきます．筆者は『Rockwood and Green's fractures in adults』[1)]で骨折の機序が解説されているのを読んで，キュウリを使えば骨折を再現できるのではないか，と思いつきました．

骨折は，キュウリで簡単に再現できます．実際にキュウリを用意して，2人で実験してみましょう！

横から弱くか，強くか（図1）

まず1人がキュウリを水平に持ち，もう1人が軽く手刀を振り下ろして割ります（骨にコツンと物体が衝突：tapping fracture）．すると，キュウリは横骨折（transverse fracture）となります．すなわち，長管骨に横から物体が

Dr. 仲田は，実際に空手の黒帯をもっている．
でもキュウリ実験なら，有段者でなくても簡単にできる！

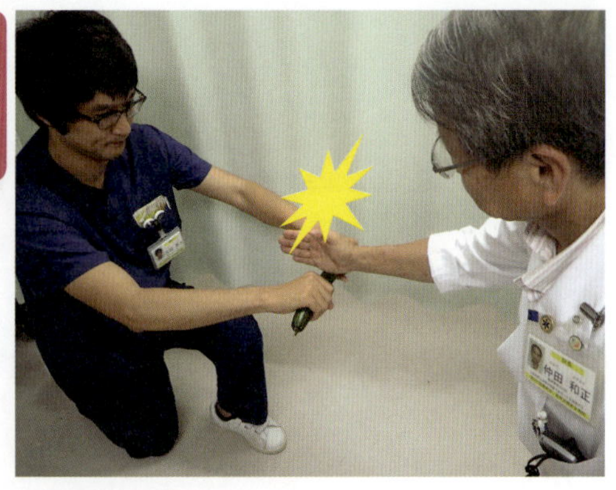

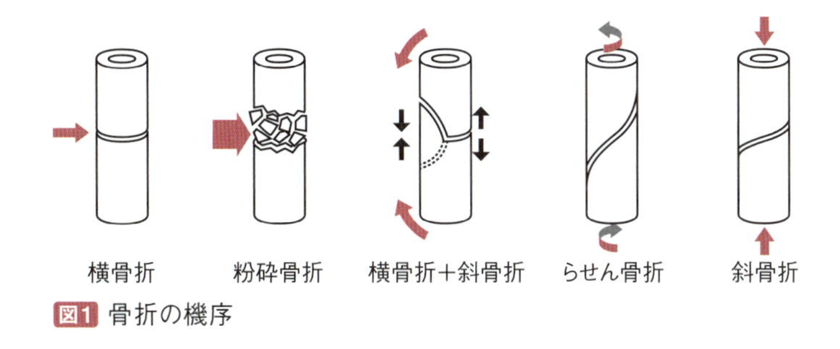

図1 骨折の機序

衝突すると横骨折になるのです．

同様にキュウリを水平に持ち，今度は渾身の力で手刀を振り下ろします．すると，キュウリは粉々に割れます．すなわち，長管骨に強いエネルギーが働くと**粉砕骨折**（comminuted fracture）になるのです．

ひねるか，曲げるか（図1）

次にキュウリを両手で持ち，キュウリをひねってみます．すると，**らせん骨折**（spiral fracture）となります（図2, 3）．

また，ゆっくり両手で屈曲させて，折ってみます（図4）．このような屈曲モーメントは，てこ（lever）の長さに比例しますので，細長い骨の人は，太くて短い人より骨折のリスクが高いのです．

横骨折+斜骨折

キュウリを屈曲させると，図4下のような骨折となります．引っ張り力がかかる上側は**横骨折**に，圧迫力がかかる下側は**斜骨折**（oblique transverse fracture）となります．

骨は，引っ張り力（tension）よりも圧迫力（compression）に強いので，まず最初に引っ張り力がかかる側（tension side）から骨折が始まり，キュウリに対して垂直に折れます．圧迫力がかかる側は，図4下のように，主骨折線に対して角度がつくことが多く，第 3 骨片ができることもあります[1]．

以上からわかるように，冒頭（➡ p3）の 70 歳・女性の X 線は，このような**屈曲力による斜骨折**です．右足を軸足として左足でガードレールをまたごう

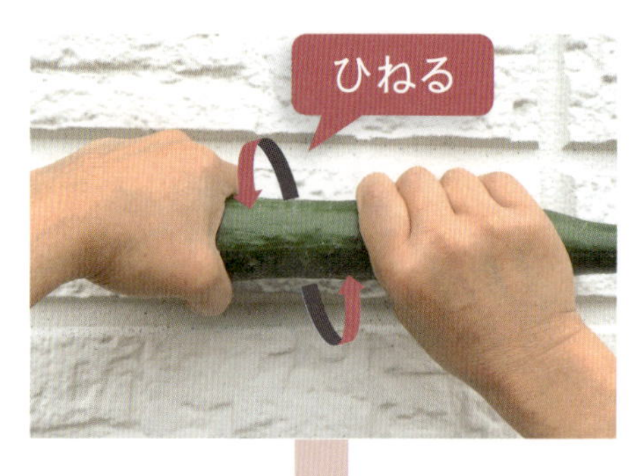

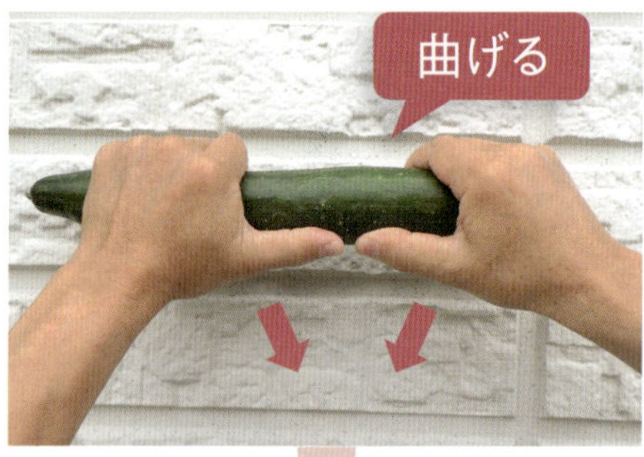

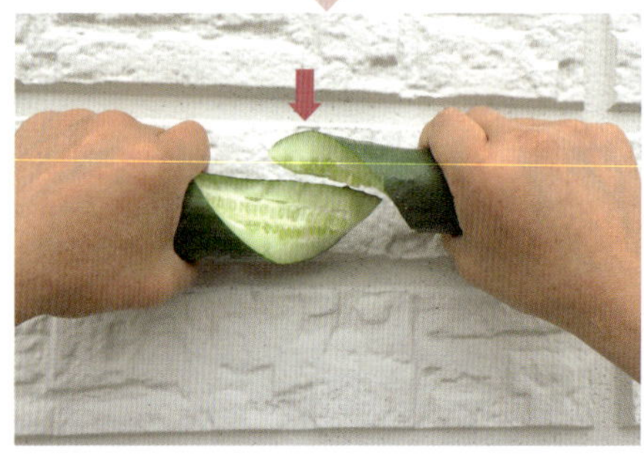

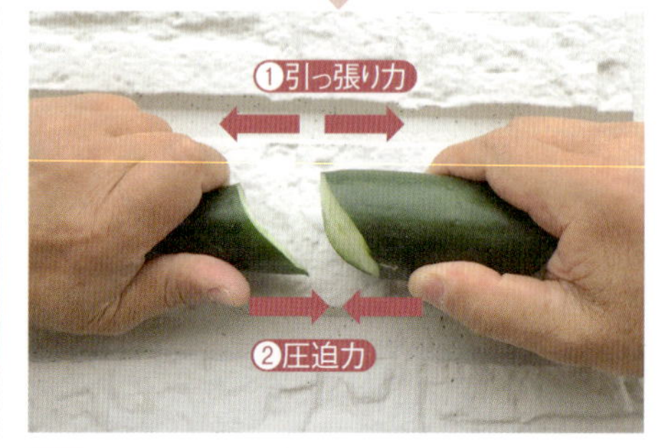

図2 キュウリ実験❶(ひねり)
まず縦に亀裂が生じ(➡)，そこから骨折が始まり，らせん骨折になる.

図4 キュウリ実験❷(屈曲)
上半分は横骨折に，下半分は斜骨折になる.

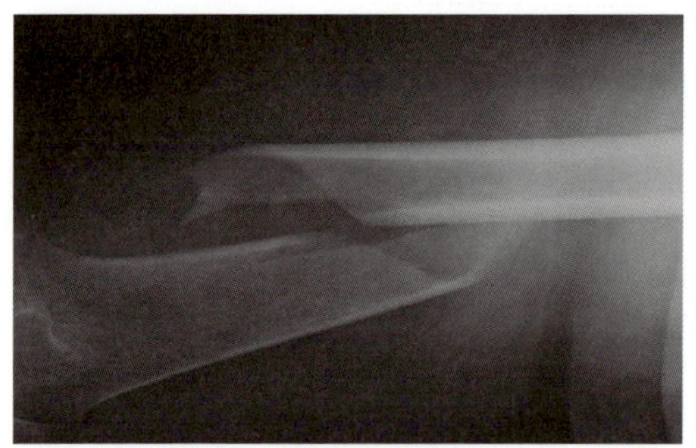

図3 らせん骨折(大腿骨)
掃き掃除をしていて，上半身をひねりながら転倒した.

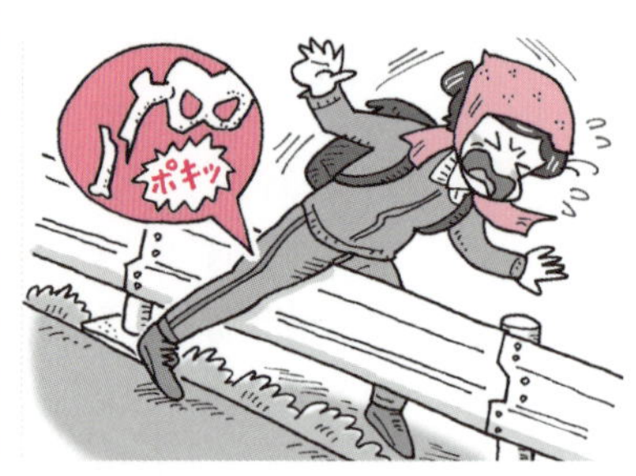

図5 冒頭症例の受傷機転

として，斜面のため左足が地面に届かず左側に倒れた(図4)ことにより，軸足の右大腿骨に内側への屈曲力が働いて骨折したものです.

軸圧がかかると

斜骨折だけは，キュウリで実験できません．斜骨折は，軸方向の圧迫力がかかることによります．キュウリは骨より強度が弱いので，縦に床にぶつけるとグシャッとつぶれてしまいます．

図6は，33 歳・男性で型枠大工の方ですが，立て膝で作業中に背後からクレーンで吊っていたベニヤ板 30 枚が倒れてきて，胸が膝に当たって下腿骨に軸圧がかかり，斜骨折を起こしたものです．すなわち，斜骨折は軸圧によるのです．

足関節骨折の機序

以上を“怒涛の反復”にまとめます．「引っ張り力がかかると横骨折になる」ということを知っていれば，足関節骨折の機序も理解できます．図7は，足

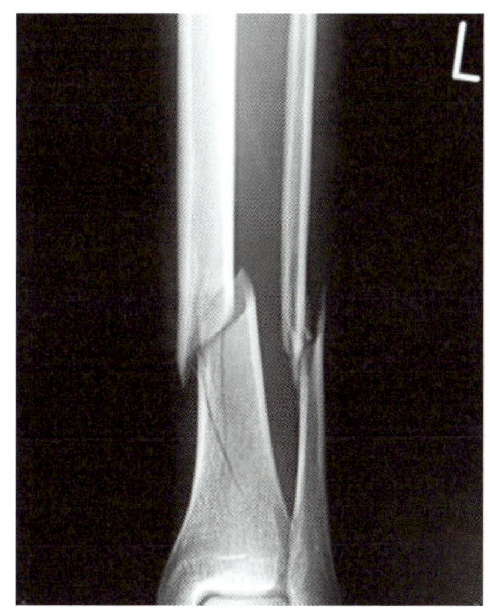

図6 軸圧による斜骨折（下腿骨）
33 歳・男性，型枠大工．立て膝で作業中，背後からベニヤ板 30 枚が倒れかかってきた．

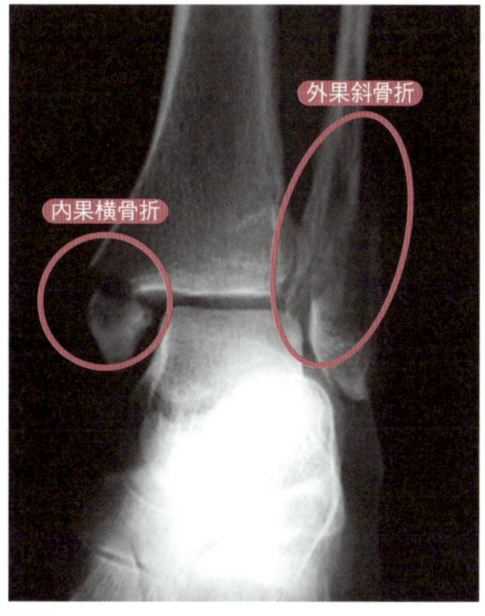

図7 足外反による内果横骨折・外果斜骨折
足外反（足底を外側に向ける）により，内果横骨折，外果斜骨折を起こしている．

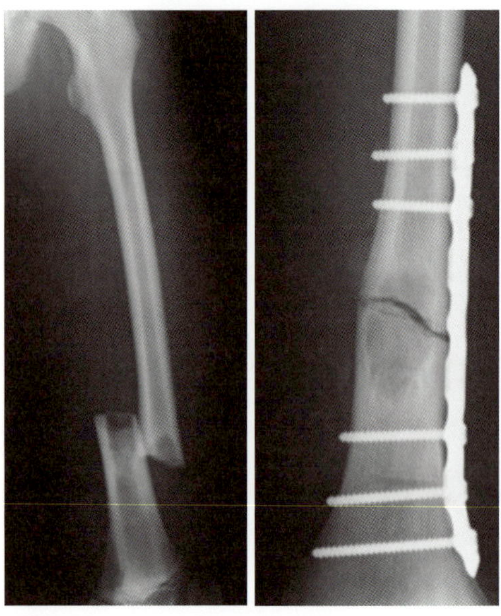

図8 骨内の膿瘍による病的骨折
骨内の膿瘍(Brodie 膿瘍)による横骨折．右はプレート固定法による治療後．

外反(足底を外側に向ける)による内果横骨折と外果斜骨折です．内果に引っ張り力がかかったため，横骨折になったのです．

なお，横骨折は**病的骨折**でも起こることがあります．図8は，大腿骨に膿瘍(Brodie 膿瘍*)があり，横骨折を起こした例です．横骨折をみた時は，病的骨折の可能性も考えるのです．

* **Brodie 膿瘍**：1832 年，Brodie[2] は長期間続く下肢痛を訴える患者らの脛骨内に，周辺の骨硬化を伴う膿瘍を発見し報告した．Brodie 膿瘍は，亜急性骨髄炎の結果生じた骨内の膿瘍と考えられている．発症は極めて緩徐であり，臨床症状に乏しい．局所の疼痛，圧痛や発赤，腫脹などで発症することも多いが，それらの症状や，CRP・WBC の上昇などの感染症を示唆する所見が認められない場合もある．特に 10 代の男性に多い．原因菌は，*Staphylococcus aureus* が大半を占める．病巣掻爬，骨移植などを要する．再発はまれで，予後は良好である．

怒涛の反復

❶骨に横から物体がコツンと衝突すると，**横骨折**になる．

❷骨に横から大きなエネルギーが働くと，**粉砕骨折**になる．

❸屈曲力が働くと，引っ張り力が働く側は**横骨折**，圧迫力が働く側は**斜骨折**になる．力が強いと**第3骨片**ができる．

❹ひねりが働くと，**らせん骨折**になる．

❺軸圧が働くと**斜骨折**になるが，キュウリでは実験できない．

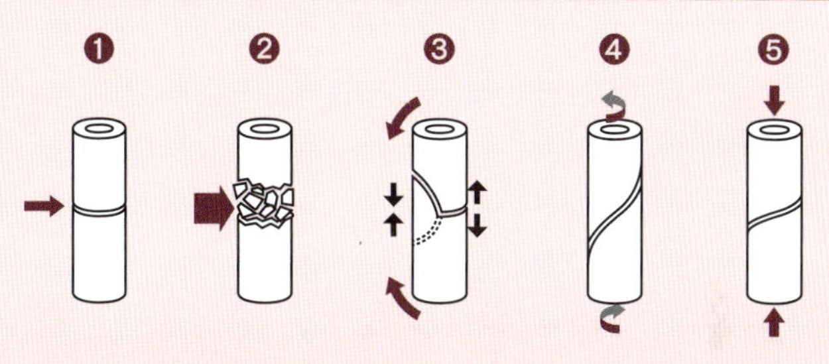

☞したがって，X線で骨折を見れば，どちらからどのような力がかかったか，だいたい見当がつく．特に粉砕骨折は高エネルギー外傷なので，全身のチェックを行う必要がある．

文献

1) Jo MJ, et al：Biomechanics of fractures and fracture fixation. Bucholz RW (ed)：Rockwood and Green's fractures in adults. Lippincott-Raven Publishers, pp3-16, 2014.

2) Brodie BC：An account of some cases of chronic abscess of the tibia. Med Chir Trans 17:239-249, 1832.

3) 仲田和正：手・足・腰診療スキルアップ．シービーアール，2015.

体で覚える頸椎の神経支配

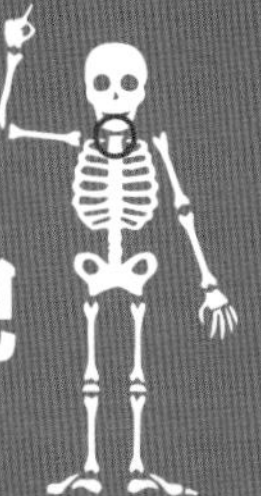

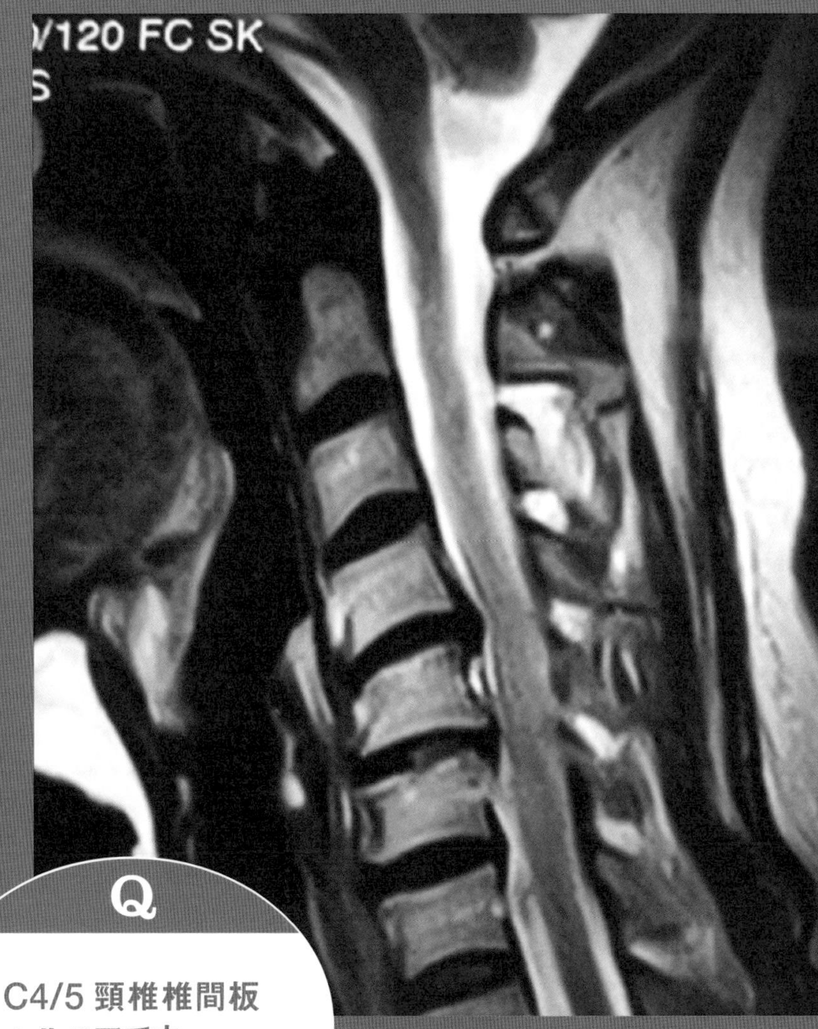

53 歳・女性

Q

C4/5 頸椎椎間板ヘルニアです.
どのような症状が予測されますか?

前頁の頸椎 MRI 画像では，C4/5 の椎間板に突出があります．C4/5 椎間板レベルから出る神経根は C5 です．C5 神経根は C5 椎体の上から出ています．C5 運動神経は，肩挙上と肘屈曲を支配しています．また，C5 と C6 神経根に由来する放散痛は，僧帽筋から肩関節にかけて訴えます．

この患者は，「誘因なく左肩の挙上が困難に，また左肘屈曲が弱くなっており，左僧帽筋から肩にかけての疼痛」を訴えていました．

どの神経根に病変があると，どこにどんな症状が出るのか．これを覚えておくと，大変役に立ちます．本項では，頸椎の神経支配を“体操”で覚えましょう．

西伊豆“神経”体操第一！

運動神経支配

❶空中に大きく指で「三」と描く♪

「上（胸腔）と下（腹腔）を分ける横隔膜の神経支配は三」と覚えます（図1）．正確には，C3 ～ C5 です．

❷両腕上げてサインは「V」♪

V はローマ数字の 5 ですから，「両腕挙上は C5」と覚えます（図2）．

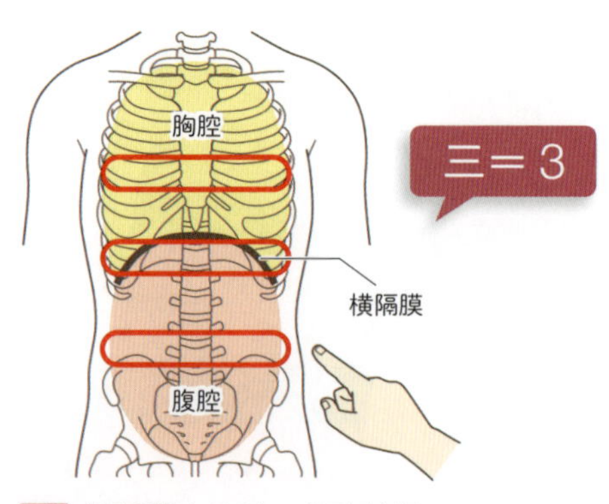

図1 横隔膜は C3（～ C5）神経

❸指を広げて自分にビンタ♪

手の指を大きく広げて「5」をつくり，思い切って自分の頬を叩き，**「肘屈曲も C5」**と覚えます（図3）．頬の痛さで覚えておきましょう．

❹「OK サイン」で手関節を背屈♪

「手関節背屈は C6」です．指で OK サイン（6）をつくりながら，手関節を背屈します（図4）．

❺“招き猫”の仕草で「ニャニャ」♪

「手関節掌屈は C7」です．掌屈しながら，「ニャニャ（7）」と言ってみます（図5）．これで一生覚えていられますね．

❻肘を「シチッ！」と伸ばす♪

「肘の伸展も C7」です．肘を「シチッ！（7）」と伸ばして覚えます（図6）．

❼両手をガッチリ組んで♪

「指の屈曲は C8」です．両手を組むと「8」に見えますね（図7）．

❽“1ドル札”を指の間に挟む♪

「指の開閉は T1」です．1ドル札（T1）を指の間に挟むと覚えます（図8）．

知覚神経支配

手指の知覚神経は，**「母指と示指が C6」**です．これも，「OK サイン（6）」を指でつくって覚えます（図9）．

中指は C7，小指は C8 です．すなわち**「母指から1つおきに6→7→8」**と覚えます（図10）．これは神経支配が一定しており，診断の指標として重要です（➡ p23）．

また，頚椎由来の疼痛について，C5・C6 神経根由来の放散痛は「僧帽筋から肩」にかけて感じることが多く，C7・C8 神経根由来の放散痛は「肩甲骨あるいは肩甲骨間」に感じることが多いのです（図11）．まず拳で肩をトントン叩いて「5！6！」，次に拳を下から後ろに回して上背部を叩いて「7！8！」と掛け声をかけて覚えます（図12）．

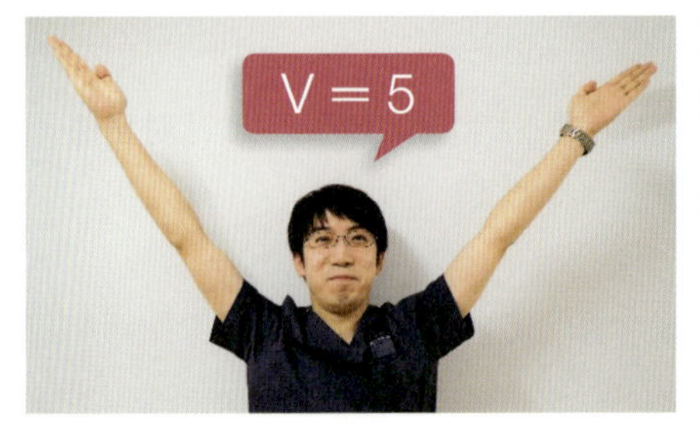

図2 腕の挙上は C5 神経
両腕を V 字に挙上．V はローマ数字の「5」．

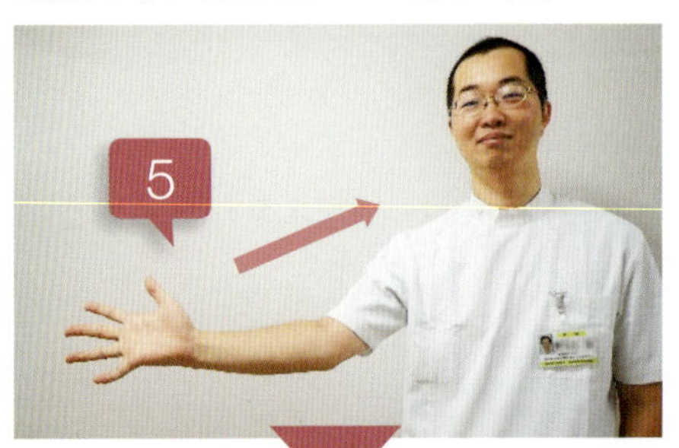

図3 肘の屈曲は C5 神経
手で 5 をつくって，思い切り頬を叩く．

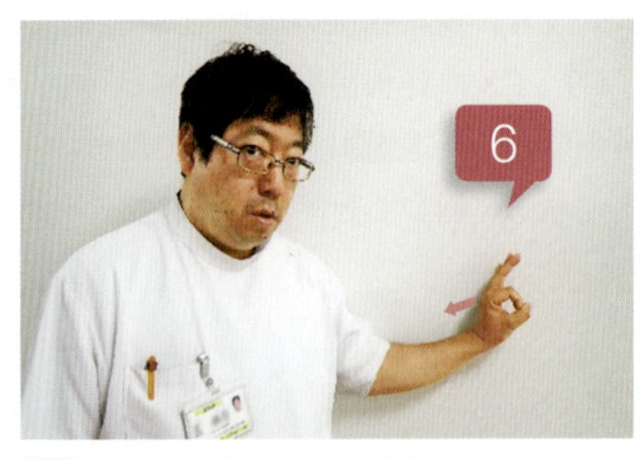

図4 手関節の背屈は C6 神経
指で 6 をつくりながら手関節を背屈．また，母指と示指の知覚も C6．

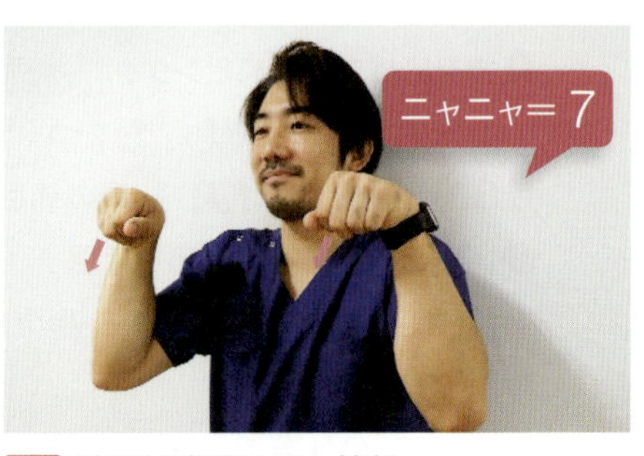

図5 手関節掌屈は C7 神経
掌屈しながら「ニャニャ(7)」．

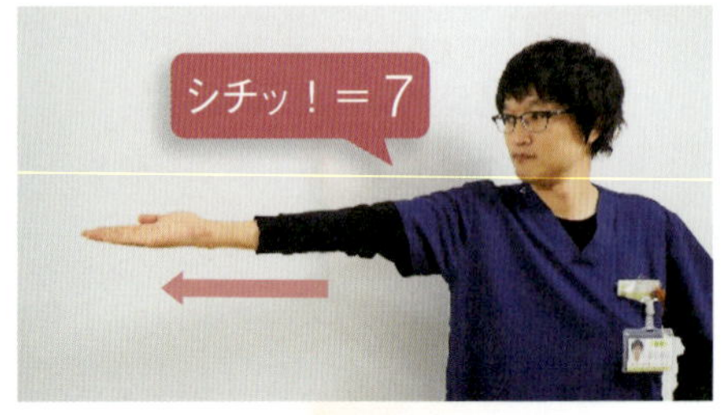

図6 肘の伸展は C7 神経
「シチッ！(7)」と肘を伸ばす．

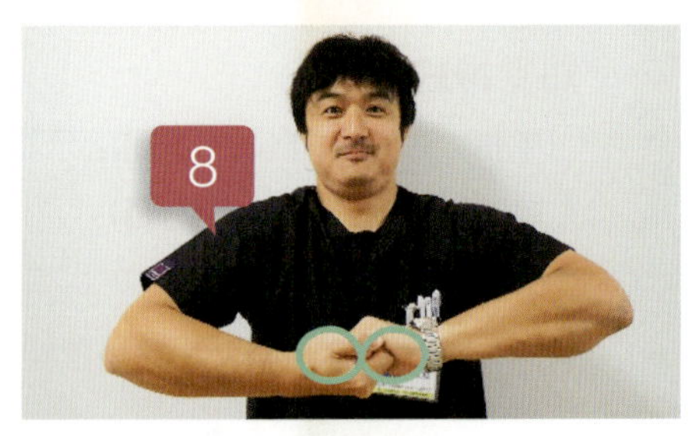

図7 指の屈曲は C8 神経
両手を組むと(横向きの)8 に見える．

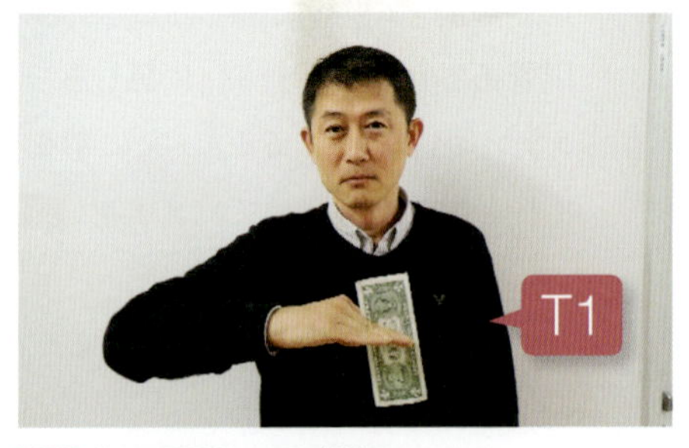

図8 指の開閉は T1 神経
指の間に 1 ドル札(T1)を挟む．

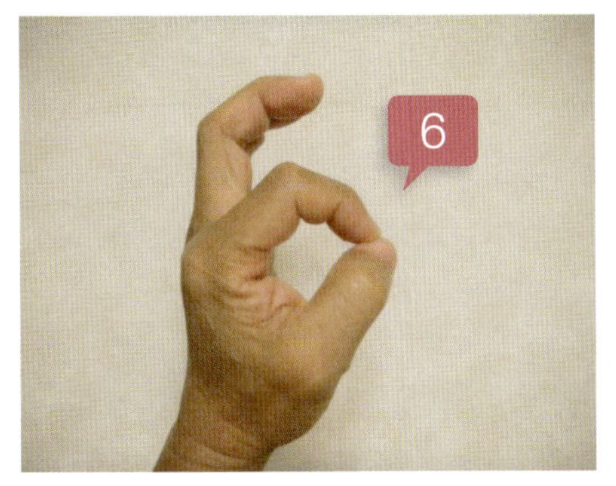

図9 母指と示指の知覚は C6 神経
OK サイン(6)で覚える.

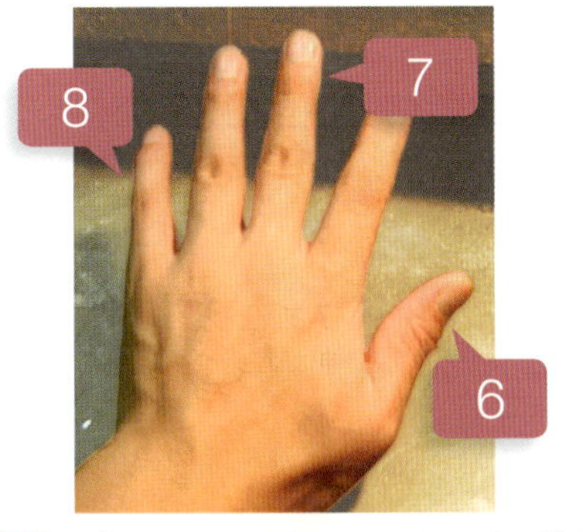

図10 母指から 1 つおきに C6, C7, C8 神経
母指が C6, 1 つおきに中指 C7, 小指 C8 と覚えておく. この神経支配は一定しており, 診断の指標として重要！

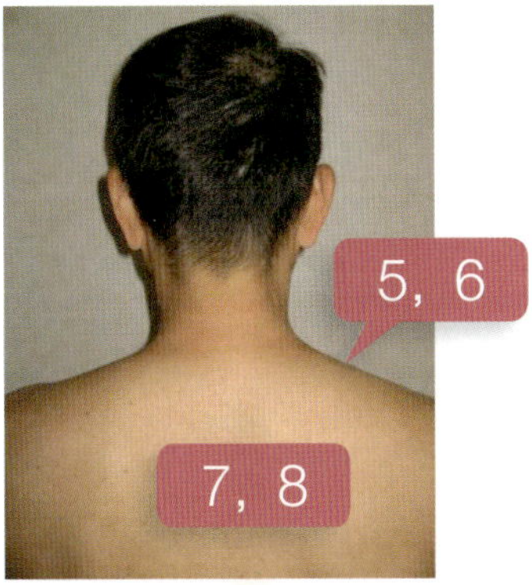

図11 放散痛の位置
C5, C6 神経根由来は僧帽筋付近に, C7, C8 神経根由来は肩甲骨または肩甲骨間に感じる.

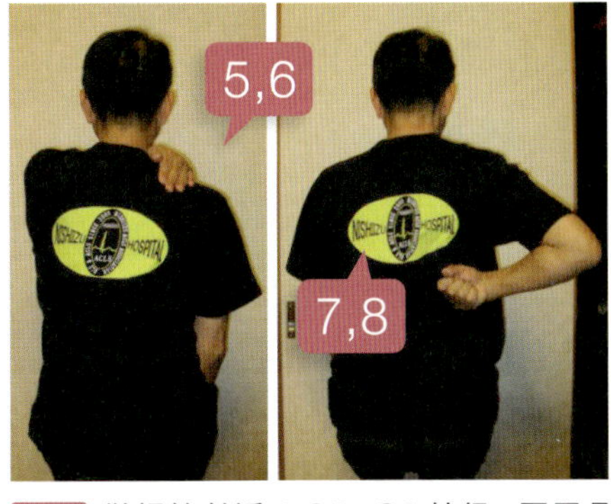

図12 僧帽筋付近は C5, C6 神経, 肩甲骨付近は C7, C8 神経
ラジオ体操, 肩を叩いて「5,6」, 腕を背中へ回して「7,8」.

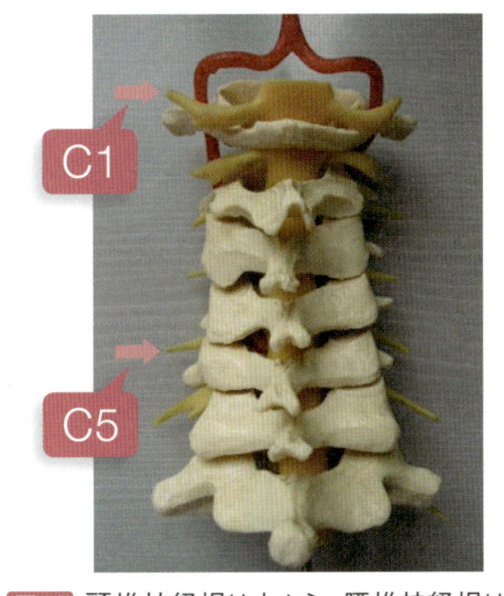

図13 頸椎神経根は上から, 腰椎神経根は下から
C1 神経根は C1 椎体の上から, C5 神経根は C5 椎体の上から出る. 頸椎神経は8つ, 頸椎椎体は 7 個なので, 胸椎以下は同一神経根は椎体の下から出る. 例えば L4 神経根は L4 椎体の下から出る. これを「上は上, 下は下」と覚える.

「上は上，下は下」

前述のとおり，頸椎の神経根は同一椎体の上から出ます．しかし胸椎以下では，神経根は同一椎体の下から出ます．これは，頸椎神経根は8つありますが，頸椎は7個しかないからです．ですから，腰椎のL5神経根は，L5椎体の下から出ます．

すなわち，頸椎神経根は同一椎体の上から，腰椎神経根は同一椎体の下から出るわけです．これを「上は上，下は下」と覚えます（図13）．

怒涛の反復

❶両腕挙上（V）はC5神経，肘屈曲もC5神経（手で5をつくって自分をビンタ）．
❷手関節を背屈しながら指でOK（手関節背屈はC6神経），また母指と示指の知覚はC6神経．
❸手関節を掌屈しながら「ニャニャ」（手関節掌屈はC7神経）．
❹肘は「シチッ！」と伸ばす（肘伸展はC7神経）．
❺両手を組んで「8」をつくる（指屈曲はC8神経）．
❻指の間に1ドル札を挟む（指の開閉はT1神経）．
❼「上は上，下は下」（頸椎神経根は椎体の上から，腰椎神経根は椎体の下から出る）．
❽肩を叩いて「5！6！」（C5・C6病変による放散痛），上背部を叩いて「7！8！」（C7・C8病変による放散痛）．

第2章

整形画像
部位別読影編

頸部

胸部正面像は頸椎も見よう！

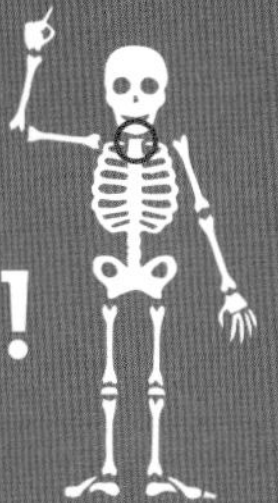

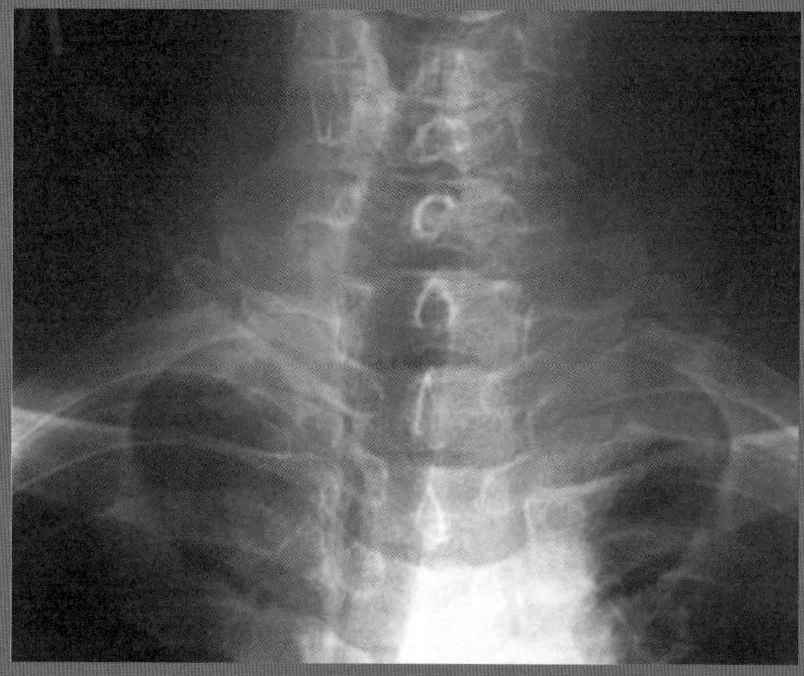

61 歳・男性．左肩甲骨内側にずきずきした痛みと左中指・薬指・小指のしびれが出現．

Q

この頸椎 X 線の異常所見は?

前頁のX線写真は，左手のしびれを訴えて内科外来を受診した患者の頸椎正面像です．

Case

患者：61歳，男性．

主訴：X年3月から，左肩甲骨内側のずきずきした痛み（☞C7・C8の放散痛を考える）．初診時（4月末）には，疼痛増強，夜間不眠（☞安静時夜間痛は，炎症や悪性腫瘍を考える），左中指・薬指・小指のしびれ（☞左C7・C8病変）を訴えた．

身体所見：左肘伸展4/5（C7），左手関節掌屈4/5（C7）．握力（C8）は，右47 kg，左8 kgと左に大きな低下がみられた．

以上から，「C7・C8病変があるが，握力の低下からC8病変の障害がより強い」と判断しました．

病変部位と症状のズレが診断の決め手に

しかし頸椎MRI側面像を確認すると，C5/6とC6/7の椎間板が軽度突出するのみでした．これではC6・C7神経根の病変ということになり，説明がつきません．

不思議に思い，頸椎正面像を見直したところ，気管の右への偏位と左肺尖のapical capの増大に気づきました．CTを撮ったところ，**左肺尖のPancoast腫瘍**だったのです．頸椎X線を撮影したら，写っている範囲の胸部も，しっかり見ておきましょう．

本症例とは逆に，胸部X線正面像には頸椎下方も写り込んでいます．内科の先生方が最もよく見るであろう胸部正面像では，ついでに頸椎も評価する視点をもつことで，診断への近道になることがあるのです．

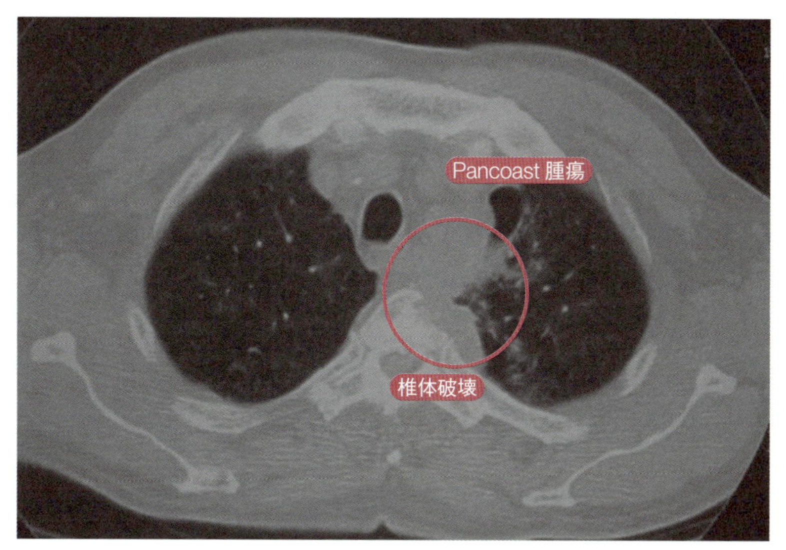

図1 胸部 CT 画像

Pancoast 腫瘍の所見

冒頭(➡ p19)の症例は，左肺尖の Pancoast 腫瘍でした．気管の右への偏位と左第 2 肋骨下方の肺尖に軟部陰影があり，apical cap（肺尖帽）の増大を認めます(右肺尖と比較してみましょう)．また胸部 CT 画像では，左肺尖に椎体破壊と椎体に接した腫瘍を認めます(図1)．

Pancoast 腫瘍は肺尖から腕神経叢を上方に浸潤していくため，小指からしびれが出始めます．小指のしびれをみたら，Pancoast 腫瘍の可能性を念頭に置きましょう．また，頸椎正面像では，肺尖を必ずチェックしてください．

異常な apical cap

apical cap は，肺尖の辺縁に沿った臨床意義のない陰影です．第 1 肋骨下縁から 5 mm 以内の陰影で，しばしば波状を呈し，人口の 1 割にみられます．胸膜下の肺の非特異的線維性瘢痕です[1)]．ただし，下縁が波状ではなく，5 mm を超えている場合は異常です．

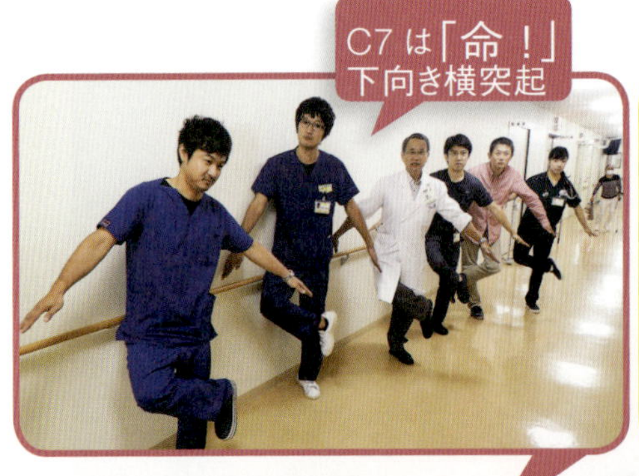

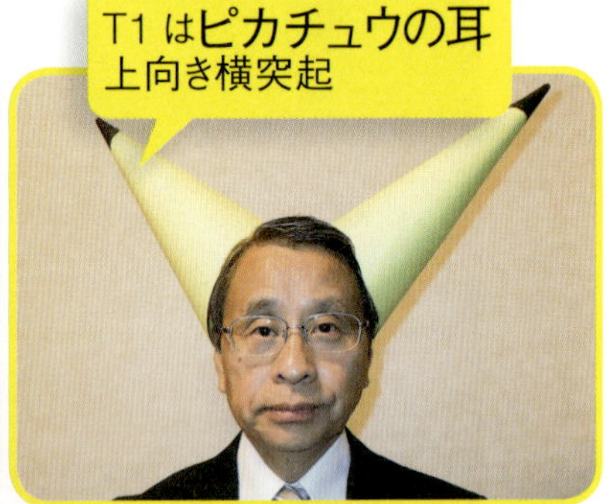

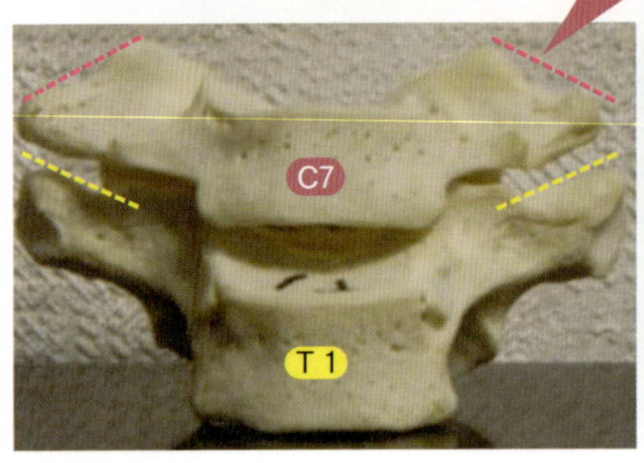

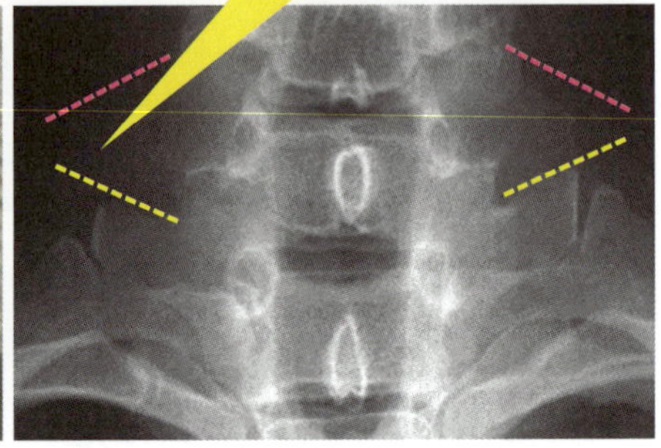

図2 頸椎（C7）か胸椎（T1）かは横突起の向きで見極める

胸部 X 線像で見る頸椎

頸椎の下方は胸部 X 線正面像でも見えており，頸椎の評価もしておくと一石二鳥です．

頸椎か，胸椎か　C7 横突起は下向き，T1 横突起は上向き

頸椎か胸椎かは，**横突起**の向きで判断します．C7 の横突起は下向きであり，T1 は上向きです（図2）．普通は T1 から肋骨が出ますが，下向き横突起から肋骨が出ていたら**頸肋***と判断します（図3）．頸肋で腕神経叢が圧迫されて上肢のしびれが起こることがあります．

***頸肋**：第 7 頸椎（C7，まれに C6・C5 にも）に起こる肋骨の奇形．両側性にみられることが多い．

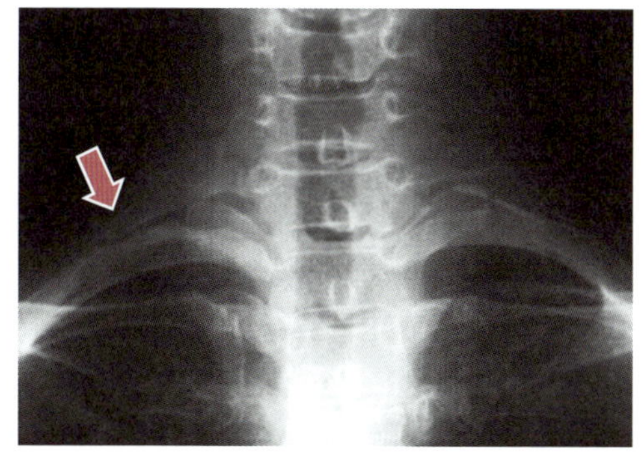

図3 頸肋
下向きの頸椎横突起から肋骨が出ているので，この肋骨は頸肋である．

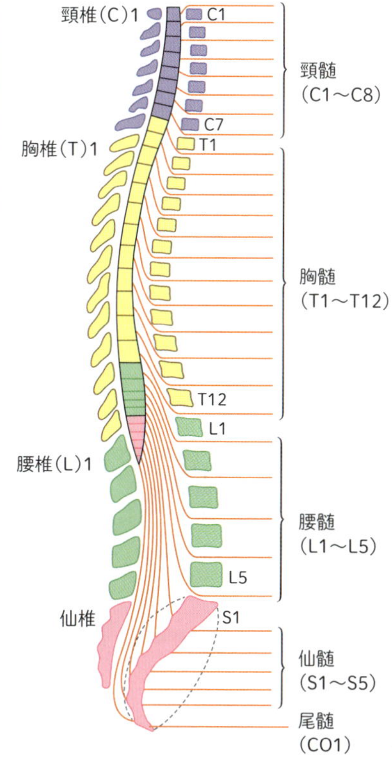

図4 錐体と神経根の関係

指のしびれと頸椎の異常部位

T1 椎体の上からは，C8 神経根が出ています．C7 椎体の上からは C7 神経根，C6 椎体の上からは C6 神経根，すなわち頸椎椎体の上から同一神経根が出ているわけです（図4）．

OK サインで覚えよう！

左手で OK サインをつくると，「6」に見えます．母指と示指の知覚は，C6 神経根です．母指から 1 つおきに，中指は C7 神経根，小指は C8 神経根の知覚であり，これは一定しています（➡ p13）．したがって，どの指にしびれが出ているかが，頸椎の異常部位の診断の指標として重要です．

Luschka 関節の骨棘としびれ

頸椎正面像でチェックすべきは，椎体側方のLuschka関節（uncovertebral joint）です（図5）．もしここに骨棘があり，外方に突出していれば（図6），椎間孔の狭窄があるはずです．

椎間孔は，斜位像で見ます（図7）．たとえば母指にしびれがあれば，C6椎体の上から出ているC6神経根の知覚によるので（OKサイン），C6椎体のLuschka関節の骨棘の有無を探すわけです．C6椎体のLuschka関節の骨棘は，C5/6椎間孔に飛び出してC6神経根を圧迫します．

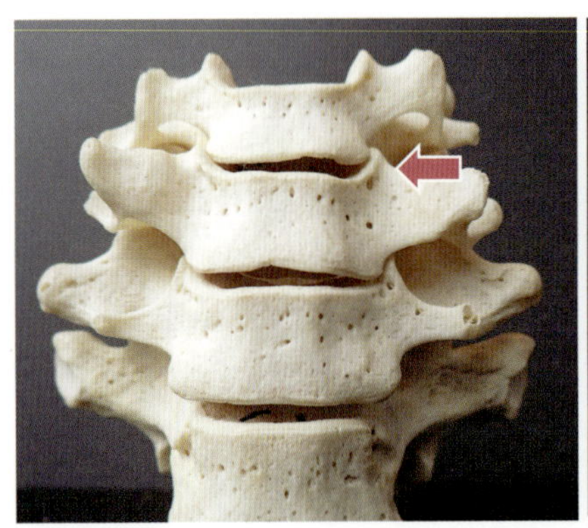
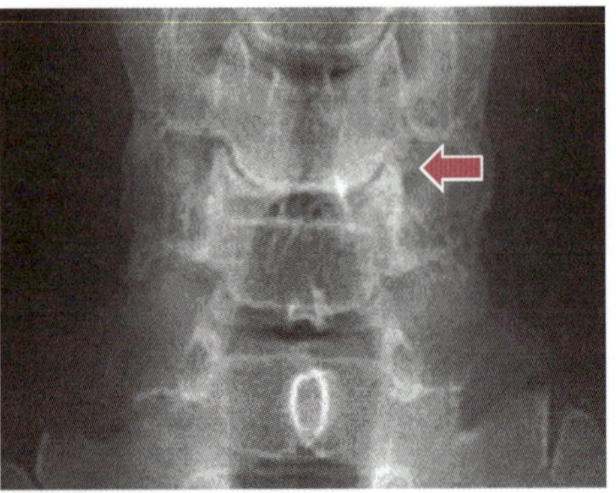

図5 Luschka関節
頸椎正面像では，Luschka関節を必ず確認！骨棘があれば，椎間孔狭窄があるはず．

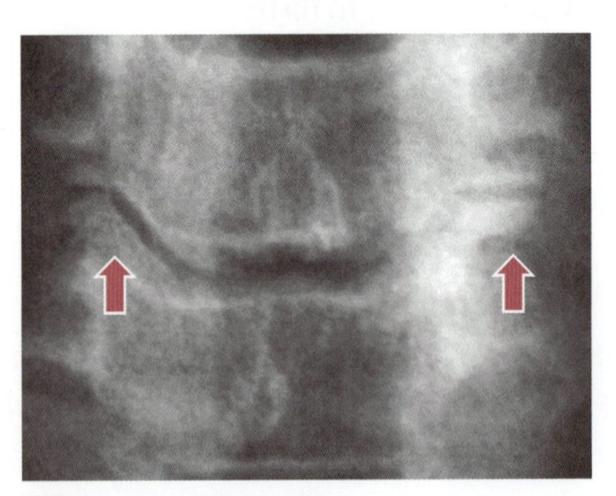

図6 Luschka関節の骨棘

頸椎正面像における棘突起

二股か，1つか

棘突起は，C5より上は二股，C6は二股か1つ，C7はたいてい1つです（図8）．頸椎X線正面像で見ると，C7棘突起は，はっきりと楕円形に見えますが（図9），それより上の棘突起は二股に分かれるので判別しにくいのです．C6ないしC5より上は二股であることを知っていれば，何番頸椎か判別できます．

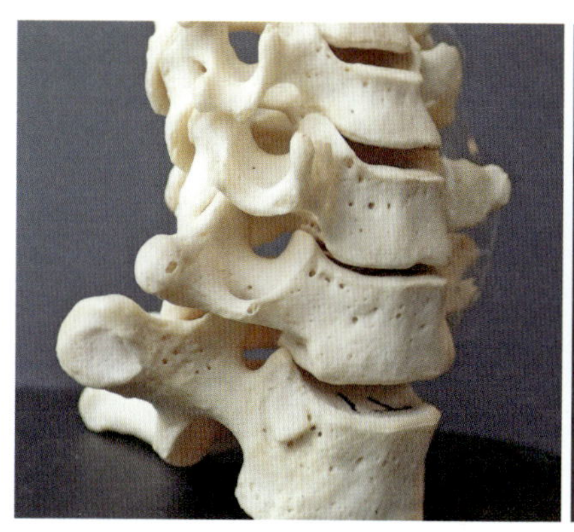

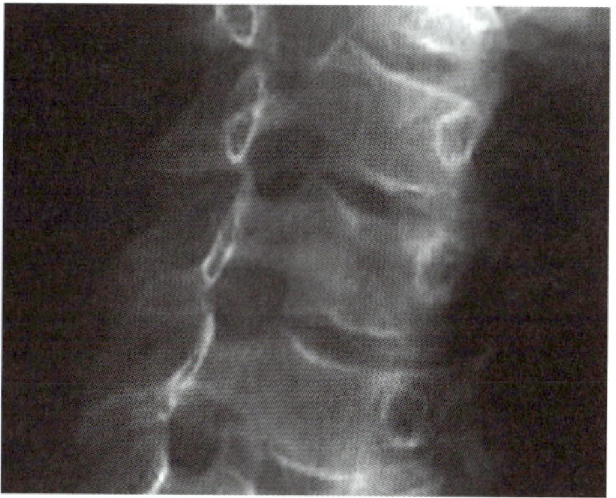

図7 頸椎の斜位像
椎間孔は，斜位でよくわかる．Luschka関節の骨棘も斜位で判断する．

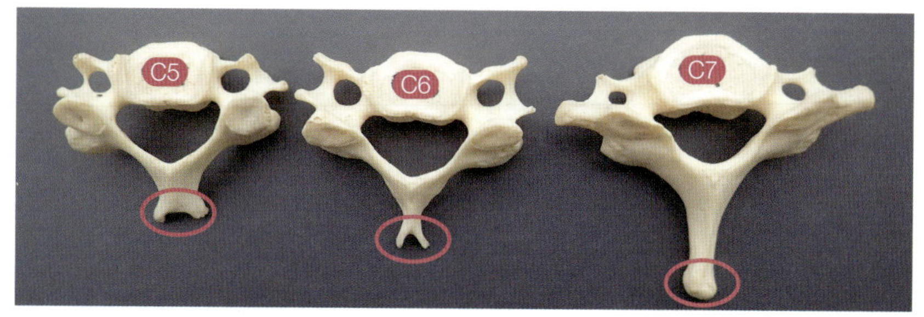

図8 頸椎の棘突起の形
C5より上は二股，C6は二股か1つ，C7はたいてい1つ．

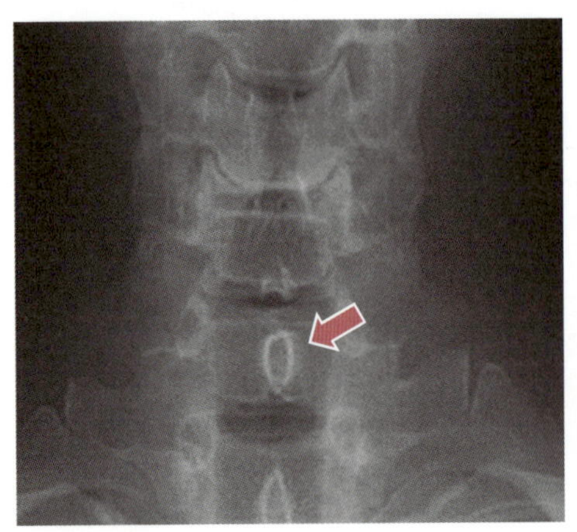

図9 棘突起
中心の棘突起の形に注目！C7 は楕円形で 1 つ，C6 以上は二股ではっきり見えない．

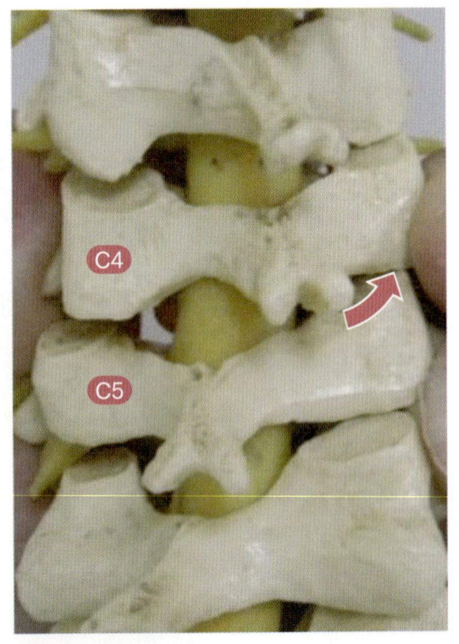

図10 片側脱臼
C4/5 椎間関節で片側脱臼すると，C4 より上の棘突起が横へずれる．

一直線か

頸椎の棘突起を見る時は，全棘突起が縦一直線上に並んでいることを確認します．もし**脱臼**があれば，横へずれます（図10）．頸椎外傷では，全棘突起が縦一直線上に並んでいるかを確認しましょう．

脱臼があれば頸椎カラーを装着，バックボードに固定して三次救急病院へ転送します．

*胸部 X 線正面像で一番見逃しやすいのは，横隔膜の後ろと心臓の裏の病変です．また，胸部X線正面像では，肩関節も見えていることを忘れないでください．肩関節のひどい変化に，胸部 X 線で気づくことも多いのです．上腕骨頭と肩峰の間が狭ければ，腱板断裂を疑うこともできます（➡ p58）．

怒涛の反復

❶胸部 X 線正面像*で肺尖の **apical cap 増大**, **肋骨破壊**像に注意.

❷頸椎 or 胸椎は横突起で判断. **下向きが C7**(頸椎), **上向きが T1**(胸椎).

❸上肢にしびれがあれば, **Luschka 関節の骨棘**の有無を見る. あれば, 椎間孔が狭いはず.

❹母指知覚は **C6** 神経根(「OK サイン」で覚える). 母指から 1 つおきに中指は **C7**, 小指は **C8** 神経根.

❺母指のしびれは C6 頸椎の Luschka 関節骨棘を見る. 中指のしびれは C7, 小指のしびれは C8 頸椎の Luschka 関節を見る.

❻**棘突起**は, C6 より上は二股, C7 は 1 つのことが多い.

❼棘突起がそれより下の椎体より横にずれていれば, **片側脱臼**.

文献

1) 大場覚:胸部 X 線写真の読み方, 第 2 版. 中外医学社, 2001.

さらなるレベルアップのための画像読影練習問題

Q1 47 歳・女性．首の痛みを訴えて受診．診断は?

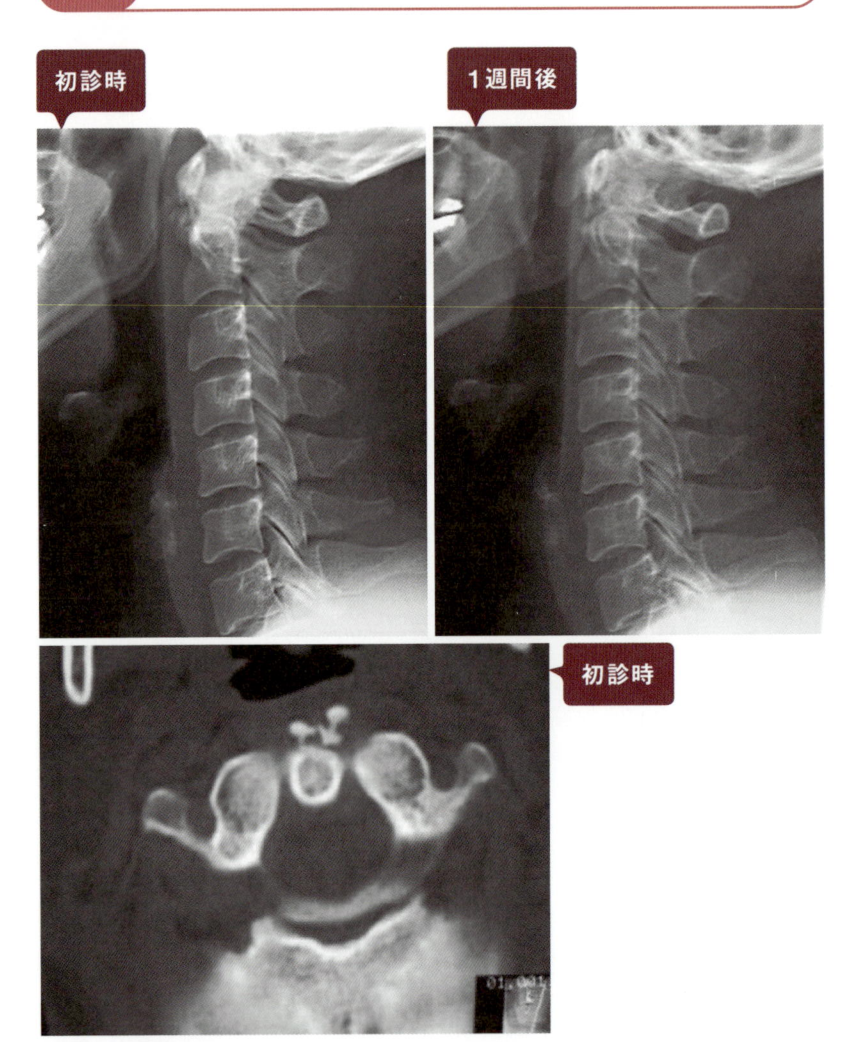

解答は p147

手・指

手は口ほどに物を言う！

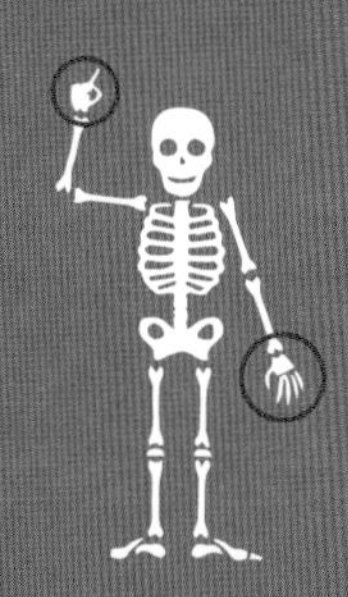

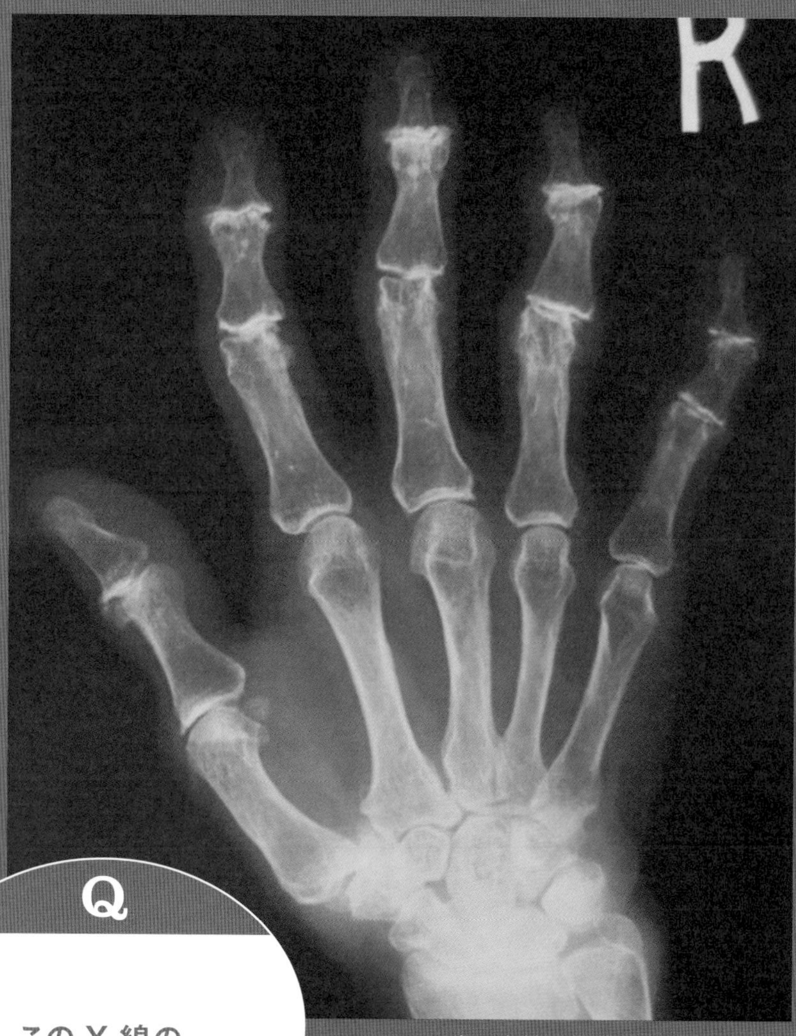

Q

このX線の
診断は?

80歳・女性．農業従事者．
過去に炭焼き，牛の放牧をしていた．
現在，手の痛みは軽度．

本項では，手のX線について勉強します．特に診療所で役立つポイントをまとめました．

前頁の設問の答えは，手の**変形性関節症**(osteoarthritis：OA)です．手のOAには好発部位があります．これを知っておくと，関節リウマチ(rheumatoid arthritis：RA)との鑑別診断の役に立ちます．

手の変形性関節症(OA)

好発部位はDIP・PIP・母指CM！

前頁のX線では，❶DIP関節(distal interphalangeal joint．末梢から1番目の関節．遠位指節間関節)，❷PIP関節(proximal interphalangeal joint．末梢から2番目の関節．近位指節間関節)，❸母指CM関節(carpometacarpal joint．母指末梢から3番目の関節．手根中手関節)に，関節裂隙狭小化と変形があります．手のOAの好発部位は，この3か所です(図1)．外見は図2のようになります．

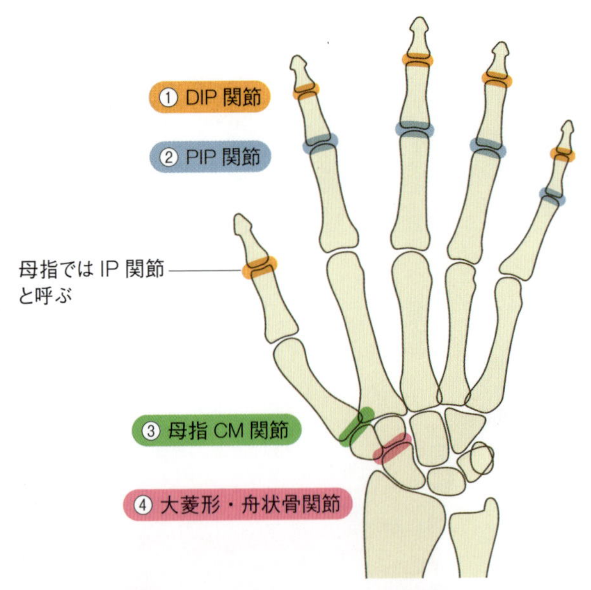

図1 手の変形性関節症の好発部位

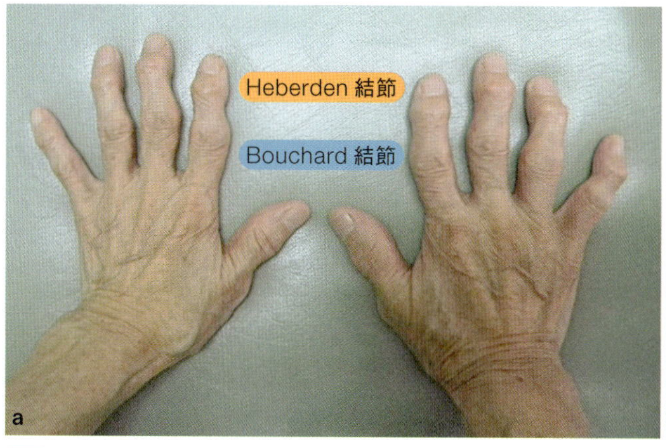

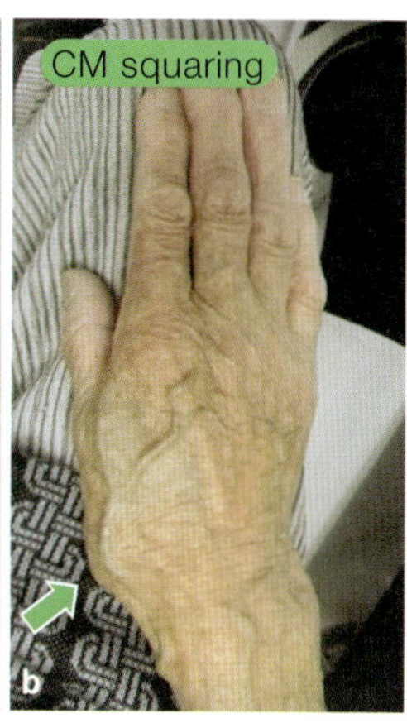

図2 手の変形性関節症の視診

a：DIP が腫脹していれば Heberden 結節，PIP が腫脹していれば Bouchard 結節（フランス人なのでブシャールと発音）．

b：母指 CM 関節の変化が進行すると上図のように飛び出し，CM squaring という．

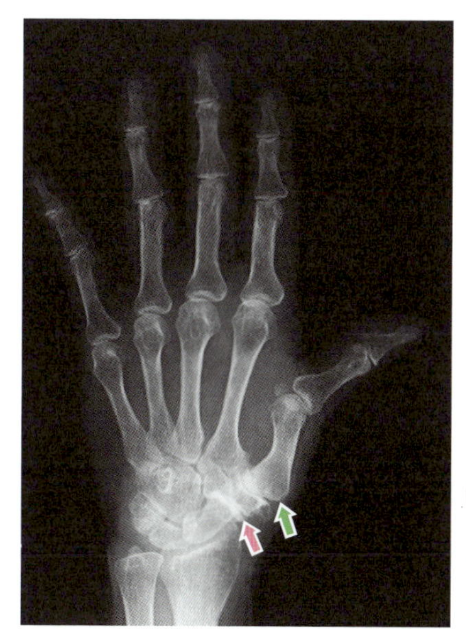

図3 大菱形・舟状骨関節の変化を伴う手の変形性関節症

母指 CM 関節（➡）と大菱形・舟状骨関節（➡）の変化に注目！

手根骨の変化は多くはありませんが，冒頭（➡ p29）の症例のように母指 CM 関節近位の❹**大菱形・舟状骨関節**にも変化を起こすことがあります（図3）．手の OA は，この 4 か所でほぼすべてです．

MP には変化なし！

OA では，MP 関節（metacarpophalangeal joint．第 2〜4 指の末梢から 3 番目の関節．中手指節関節）には変化がないことに注意してください（冒頭の X 線でも，MP 関節には変化がないことを確認してみよう！）．これは RA との大きな鑑別点です．MP 関節に変化がある場合は，RA または**偽痛風**（ピロリン酸カルシウム〔CPP〕結晶沈着症）を考えます．

また，もし RC 関節（radiocarpal joint．橈骨手根関節）に限局した変化がある場合は，やはり**偽痛風**を考えます．RC 関節の単独変化は，偽痛風に特異的なのです（図4）．OA では，RC 関節は普通侵されません．CM 関節の OA で疼痛が強い時は固定装具を作ることもあります．

手の関節リウマチ（RA）

好発部位は PIP・MP・手根骨全体！

手の RA は，特に❶PIP 関節，❷MP 関節，❸手根骨全体の変化が多

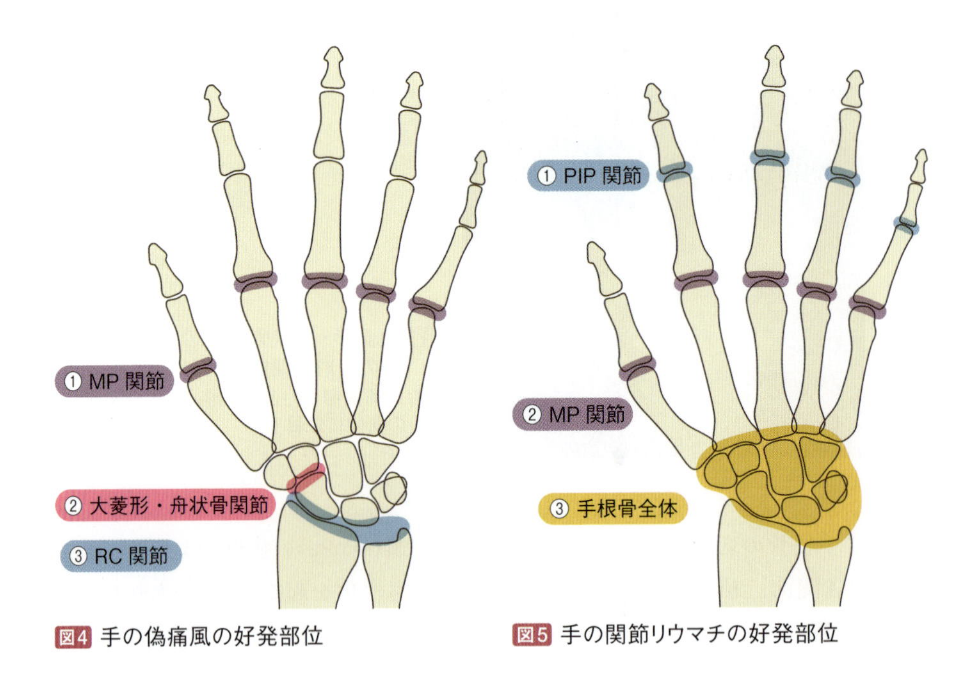

図4 手の偽痛風の好発部位

図5 手の関節リウマチの好発部位

いのです(図5). DIP 関節の変化は，RA では少ないですが，ないわけではありません(図6).

前述のとおり偽痛風では，RC 関節(橈骨と手根骨の間の関節)が侵され，きわめて特徴的です．一方 RA では，手根骨全体が侵されるのです．RA では，手根骨は最終的に骨癒合し，**骨強直**(ankylosis)といわれます(図7).

RA では，関節部の発赤はきわめてまれで，もしあれば感染などを疑います．

骨破壊の早期発見のためには

RA では，滑膜による骨破壊が起こります．指の関節では図8のように，最初軟骨には滑膜による破壊に抵抗性があり，軟骨で覆われていない周辺の骨部分から破壊が始まります．これを **骨びらん**(marginal erosion)といいます．

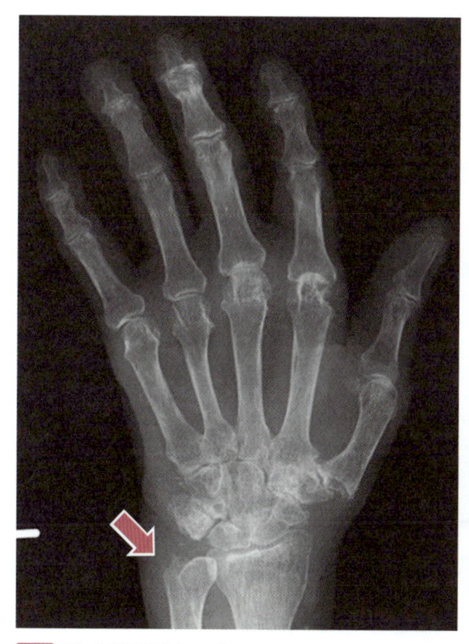

図6 手の関節リウマチ
MP 関節，第 1・2 中手骨，手根骨関節の変化が強い．尺骨茎状突起の骨びらん(➡)に注意(好発部位)．この患者は関節リウマチであるが，DIP 関節にも変化がある．

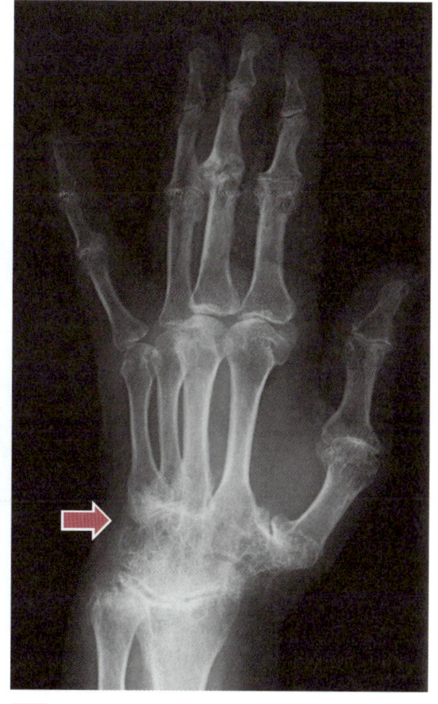

図7 手根骨の骨強直
関節リウマチでは手根骨の骨癒合がみられる．

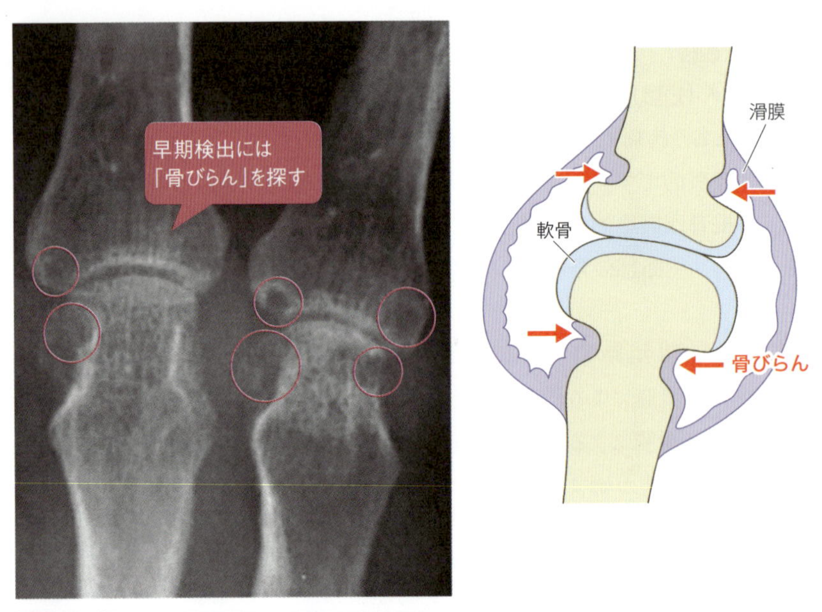

図8 骨びらん
関節リウマチによる骨破壊は，周辺の軟骨のない部分から始まり，中心に向かう．周辺の骨破壊を骨びらん(marginal erosion)という．

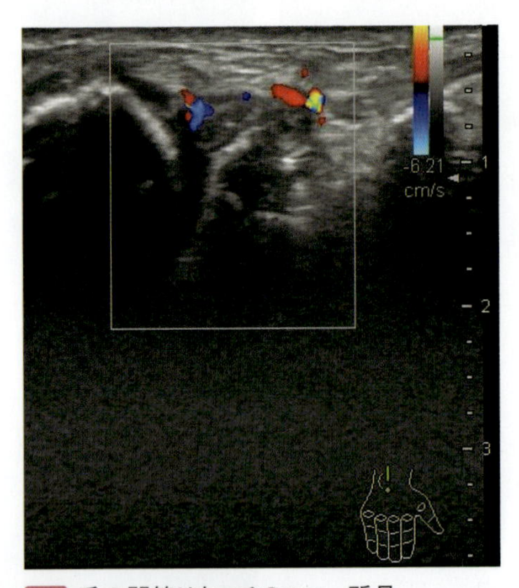

図9 手の関節リウマチのエコー所見（カラードプラ法）
関節リウマチでは滑膜増殖(黒く見える)と血流増加がみられる．

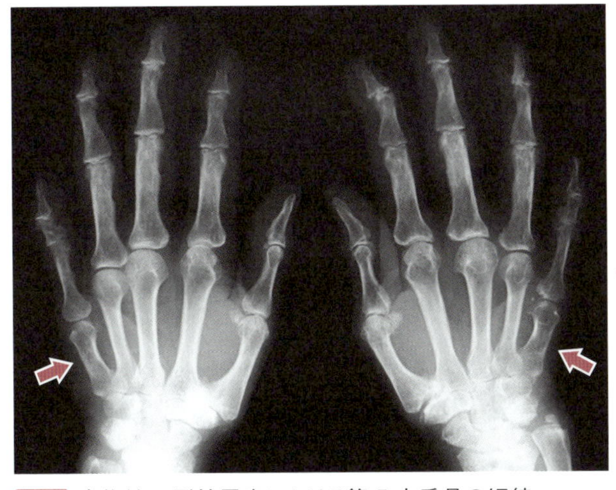
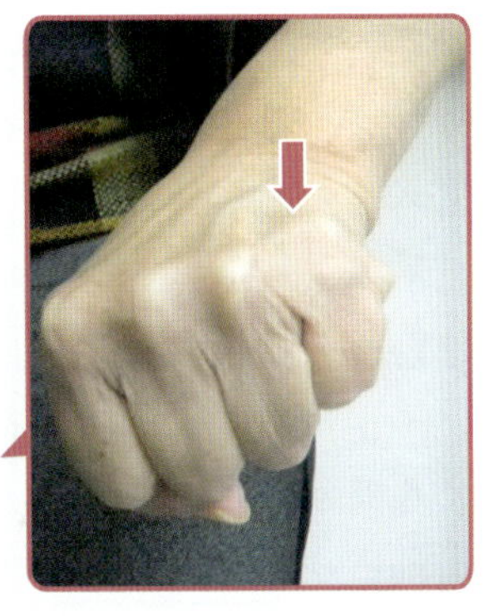

図10 家族性 1 型糖尿病における第 5 中手骨の短縮
こぶしを握らせると，第 5 中手骨頭の飛び出し(knuckle)がない．

ひとたび関節の周辺が破壊されると，ここから関節の中心に向かって骨，そして軟骨が破壊されていくのです．ですから，RA による骨破壊を初期に見つけるには，関節周辺の骨びらんを探すわけです．

ただし，X 線の骨変化出現には年単位の時間がかかります．RA の早期変化発見には，カラードプラ法によるエコー検査での滑膜増殖・血流増加検出が有効です(図9)．痛がって腫れている部分に，エコーを当ててみましょう．

最近は，バイオ製剤の発展もあり，RA の重症例は減少しています．また，以前は労働災害による手の外傷が大変多かったのですが，最近は危険な作業はロボットがとって代わることで，患者が激減しました．大変喜ばしいことではありますが，手の外科技術の継承が困難になりつつあります．

達人メモ

図10は**第 5 中手骨単独の短縮**です．家族性 1 型糖尿病で，このような場合があるといわれます[1]．こぶしをつくると，第 5 中手骨頭の飛び出し(knuckle)がありません．

「ピンポンは教えるのが難しい」

時に，第4・5指の2つの中手骨が短縮している場合があります．この場合，こぶしをつくると，第2・3中手骨頭は出ていますが(knuckle)，第4・5中手骨頭の飛び出しがなく(dimple：えくぼ)，これをknuckle-knuckle-dimple-dimple signといいます．

正常では，第4・5中手骨頭先端に線を引き，延長すると第3中手骨頭先端に接します．この線が中手骨頭を横切る場合を**中手骨徴候**(metacarpal sign)と呼び，さまざまな疾患でみられます．この鑑別診断の覚え方は「Ping Pong Is Tough To Teach(ピンポンは教えるのが難しい)」です[2]．すなわち，pseudo-hypoparathyroidism(偽性副甲状腺機能低下症)，pseudopseudo-hypoparathyroidism(偽性偽性副甲状腺機能低下症)，idiopathic(特発性疾患)，trauma(外傷)，Turner's syndrome(ターナー症候群)，trisomy 13/18(13/18番染色体異常)です．

以前，当院に来られた研修医にこの話をしたところ，大学の内分泌学の授業で教授がこの話をした際，すぐ後ろの席の学生が「あっ，俺の手がそうだ！」と声をあげ，調べたところ偽性副甲状腺機能低下症だった，とのことでした．

怒涛の反復

❶手の**変形性関節症**(OA)の好発部位は，**DIP・PIP・母指CM関節**(MP関節には変化なし！)．まれに**大菱形・舟状骨関節**にも．
❷**MP関節**に変化があれば，**関節リウマチ**(RA)または**偽痛風**を考える．
❸手のRAの好発部位は，**PIP・MP関節と手根骨全体**．
❹手根骨のうち**RC関節**(橈骨手根関節)に限局的な変化があれば**偽痛風**．

文献

1) Patel VK, et al：Insulin resistance Type A and short 5th metacarpals. Diabet Med 20(6):500–504, 2003. PMID 12786688
2) Dähnert W：Radiology review manual. Williams and Wilkins, 1996.
3) Resnick D：Diagnosis of bone and joint disorders. Saunders, 1995.

Q2 手指末端の疼痛で受診．診断は?

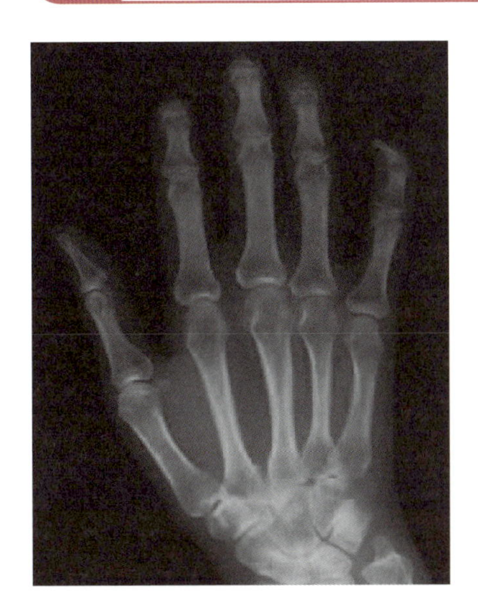

Q3 母指球の痛みで受診．診断は?

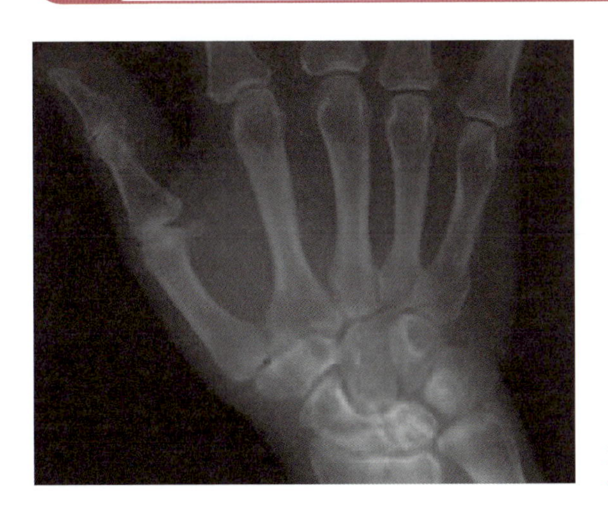

解答は p147

Q4 スキーで転倒後，受診．診断は?

左手

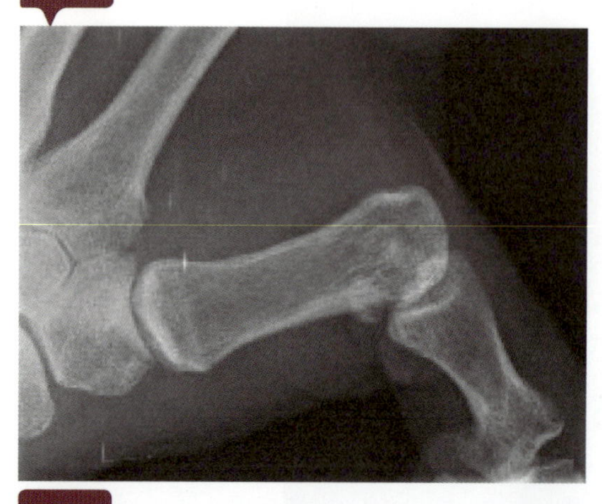

右手

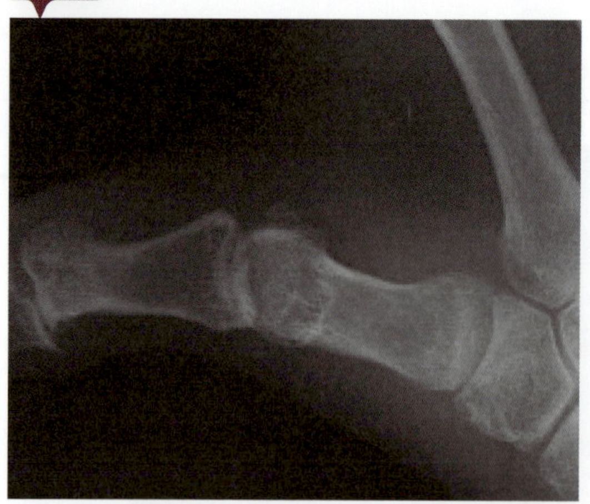

いずれも母指橈側へストレスをかけて撮影している．

解答は p147

手首・肘

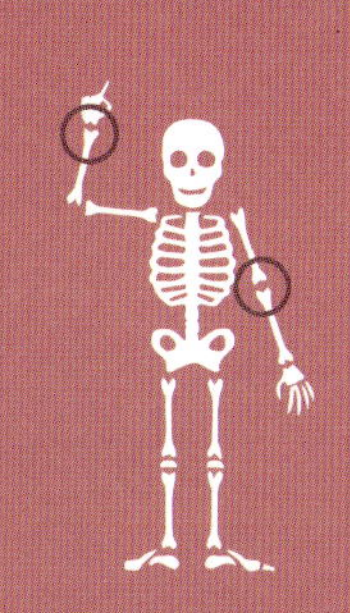

FOOSH！
手をついて転んだ！

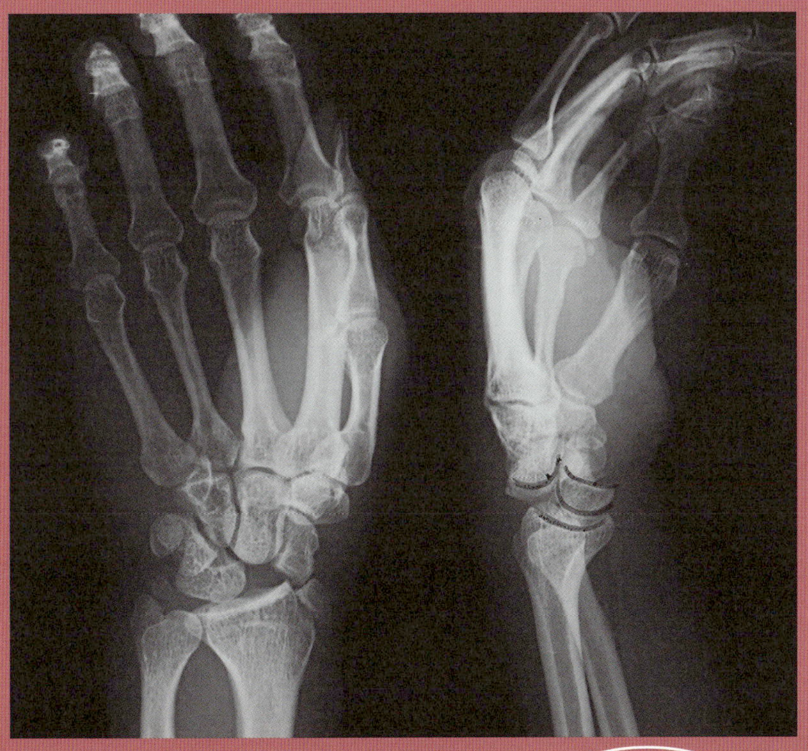

54歳・男性

Q

左手をついて
転倒したあとの
左手関節痛．
このX線の
何がおかしい?

上肢の外傷は，転倒するなどして手を地面につくことで起こることが多く，これを「FOOSH（フーシュ）」といいます．すなわち，「fall on an outstretched hand」です．

前頁のX線は，左手をついて転倒したあとの左手関節です．正面像で，月状骨と舟状骨間が離開（Terry Thomas sign，➡p46）しているのがわかります．また，橈骨茎状突起の骨折，尺骨茎状突起の先に sesamoid bone（種子骨）が認められます．側面像では，橈骨の前に月状骨がありますが，その前方にあるはずの有頭骨が背側に脱臼しており，月状骨周囲脱臼を起こしています．図1に手根骨を示します．

本項では，FOOSHで起こりやすい上肢の骨折や脱臼のX線を読み解いていきます．

橈骨遠位端骨折

Colles 骨折

強く手をつくと，橈骨遠位が手背側に転位します．手関節が図2のように手掌側に膨らむのが特徴です．手背側より掌側のほうがこのカーブはわかりやすいのです．自分の手関節とよく見比べてみてください．正常では，決してこのカーブはありません（図3）．Colles 骨折の整復は遠位に牽引しつつ掌屈→尺屈を行います．

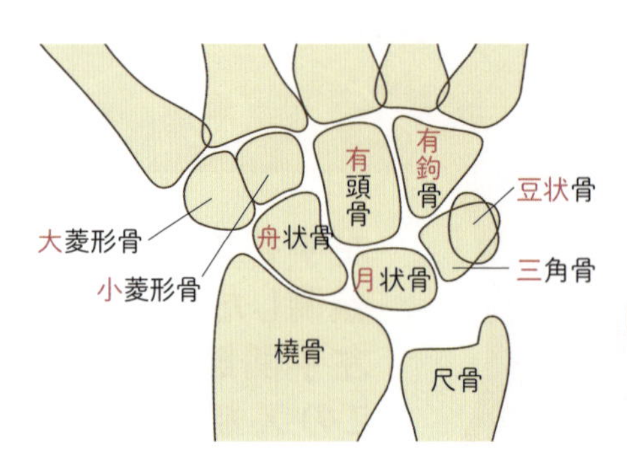

図1 手根骨の名称
手根骨の覚え方は色々あるが，例えば大菱形骨から時計回りに「大小有って有鉤に豆状三か月舟の上」と覚える．

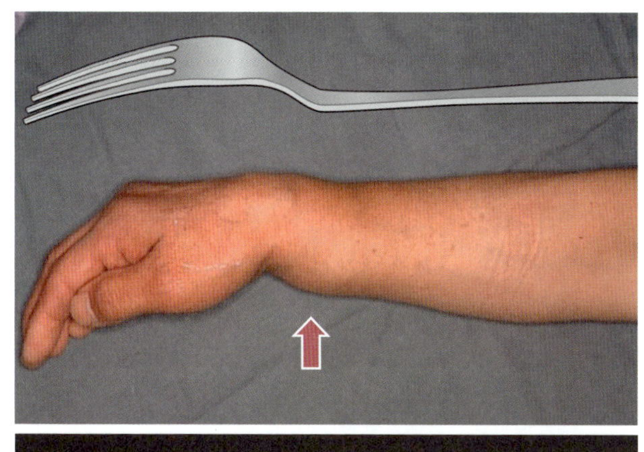

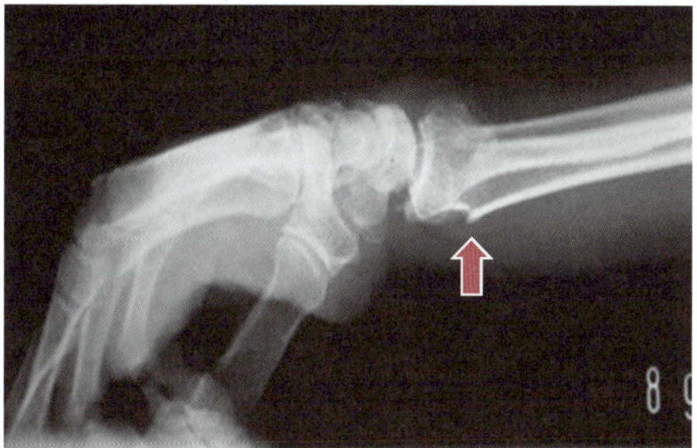

図2 Colles 骨折のフォーク状変形
(dinner fork deformity)

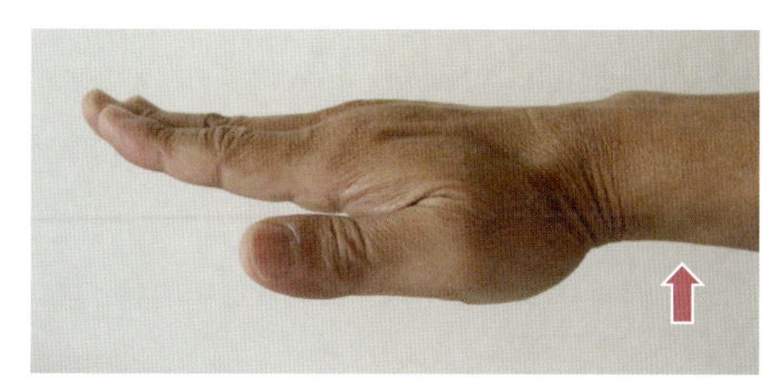

図3 正常の手関節
図 2 のようなカーブはない.

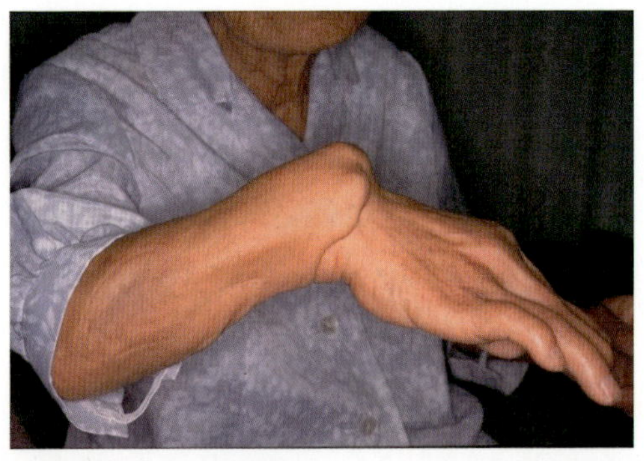

図4 陳旧性 Smith 骨折
橈骨遠位端が掌側に転位している.

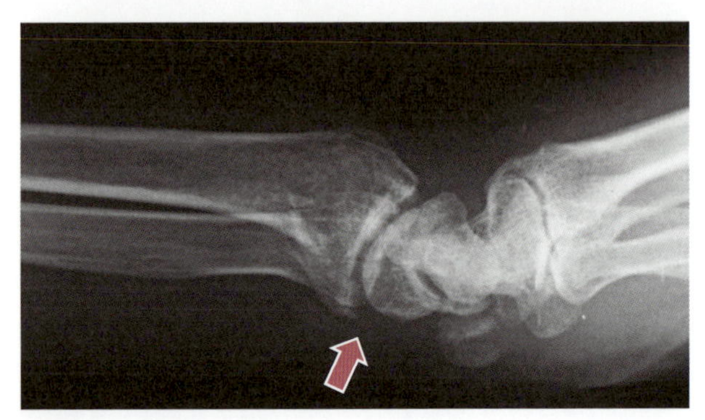

図5 Smith 骨折
橈骨遠位端が掌側に転位している.

指をフォークの歯とすると，ちょうどフォークを引っくり返した形に似るので**フォーク状変形**(dinner fork deformity)といいます．この形を見たら，ほぼ Colles 骨折と断定できます.

Smith 骨折

なお，手の平ではなく手の甲をつくと，遠位骨折は逆に手掌側に転位し，Smith 骨折となります(図4, 5).

Barton 骨折

関節面にかかる骨折は比較的よくみられ，骨片が背側に転位するものを

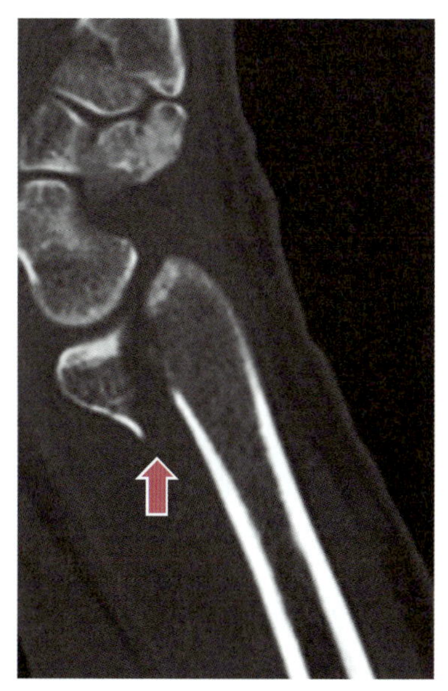

図6 掌側 Barton 骨折
掌側骨片が掌側にずれる．本症例は関節面が不整で，手術が必要になる．

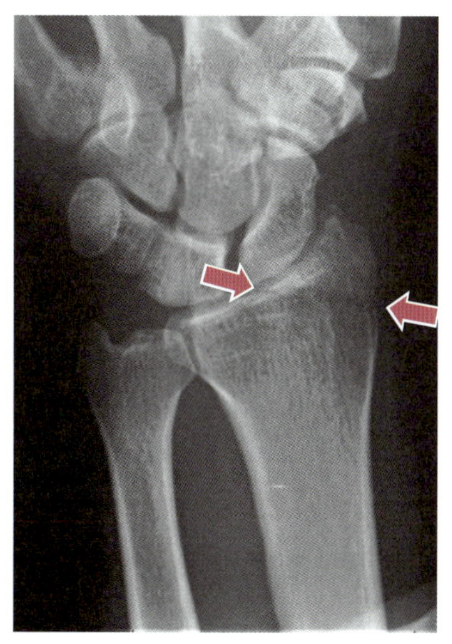

図7 Chauffeur 骨折
橈骨茎状突起に斜めに骨折線がみられる．野球で一塁手がグラブの橈側で走者にタッチしようとして骨折した．

背側 Barton 骨折，掌側に転位するものを**掌側 Barton 骨折**（図6）といいます．関節面が不整な場合は手術が必要になります．

Chauffeur 骨折

時折みかけるものに**Chauffeur（ショーファー）骨折**があります．Chauffeur とは運転手のことです．昔，車のエンジン始動に，車のフロントの穴にクランクを差し込み回転させたのですが，この時エンジンがかかってクランクが回転し，手関節の橈側に当たり，この骨折が起こったのです．橈骨茎状突起に斜めに骨折が起こります．

図7は野球の際，グラブで走者に手関節橈側でタッチしようとして骨折したものです．

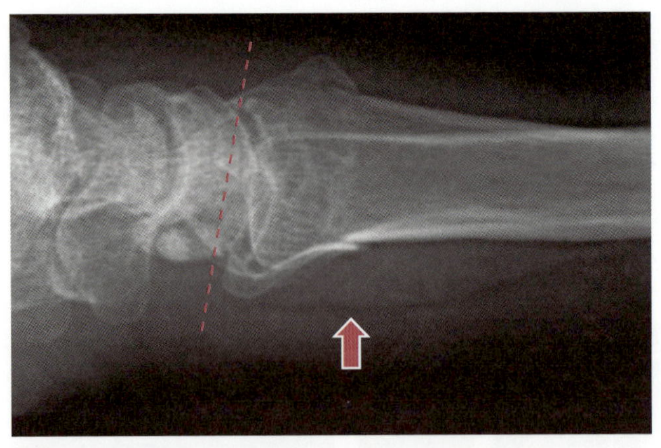

図8 橈骨遠位端骨折に伴う pronator quadratus sign
方形回内筋が腫脹し，その表面の黒い脂肪層が掌側に突出している．また点線は橈骨関節面であるが，普通は掌側に向かって 10°～ 25 °傾いており，このように背側に向かっている場合は Colles 骨折である．

橈骨遠位端骨折のみつけ方

役に立つ pronator quadratus sign

橈骨遠位端骨折をみつけるのに役に立つ pronator quadratus（方形回内筋）sign（図8）といわれるサインがあります．橈骨の掌側に張り付いている筋肉ですが，骨折するとこの筋が腫脹し，側面 X 線でわかります．このサインをみたら，橈骨遠位端骨折の存在を考えるのです．

橈骨関節面は掌側に向かって 10°～25° 傾く

また**橈骨関節面**は掌側に向かって 10°～25° 傾いており，背側には向いていません．図8をみると橈骨関節面が背側に向いており，これだけからも Colles 骨折が存在するとわかります．

舟状骨骨折

舟状骨骨折（図9）は，見逃されやすいので注意が必要です．

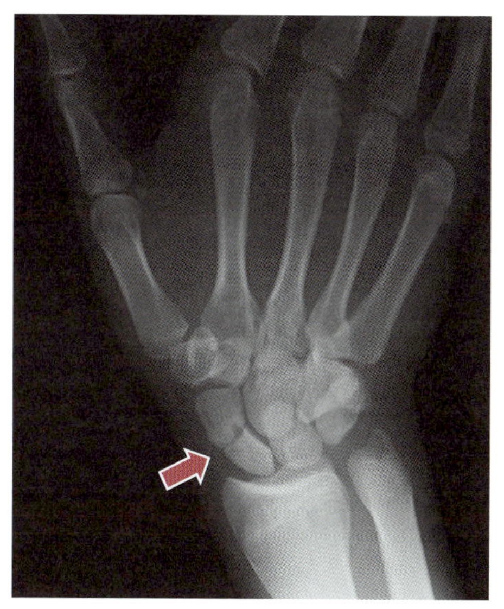

図9 舟状骨骨折
舟状骨は前傾しているので，AP 像（前後像）を撮ると舟状骨が短縮して写ってしまいます．舟状骨の X 線撮影は，カセットの上で手関節を尺屈位として軽度背屈して撮影します．

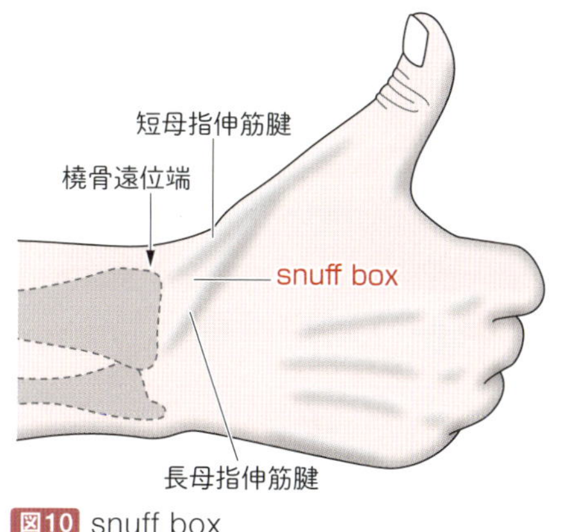

図10 snuff box

snuff box に圧痛あり

母指を反らしてみましょう．「いいね!」の形です．反らして母指を緊張させると，図10のように長母指伸筋腱と短母指伸筋腱を触れることができます．この間にある凹みを snuff box といいます．嗅ぎタバコ（snuff）は，この凹みにタバコの粉を入れて鼻を近づけて吸い込みます．

舟状骨骨折では，ここに圧痛があります．snuff box は骨折があると腫れてわかりにくくなりますが，母指を反らせば（いいね!）2 つの腱の緊張を触れることができます．この 2 つの腱の間を触れて，圧痛を確認すればよいのです．

月状骨脱臼，月状骨周囲脱臼

手をついて，月状骨が手掌側に脱臼したり，その遠位の手根骨が背側に脱臼したものです．

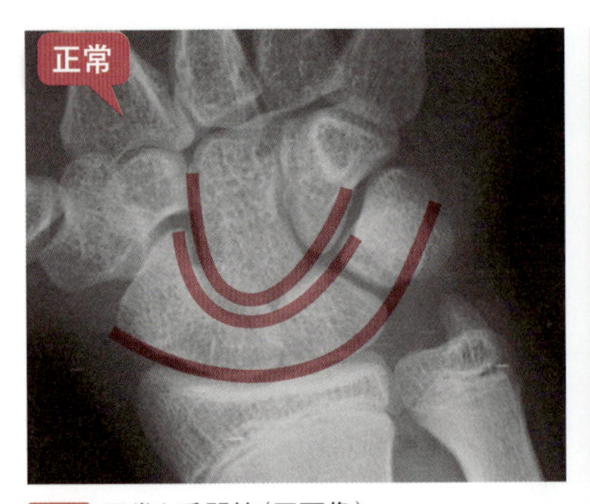

図11 正常な手関節（正面像）
3つの線が並行する．

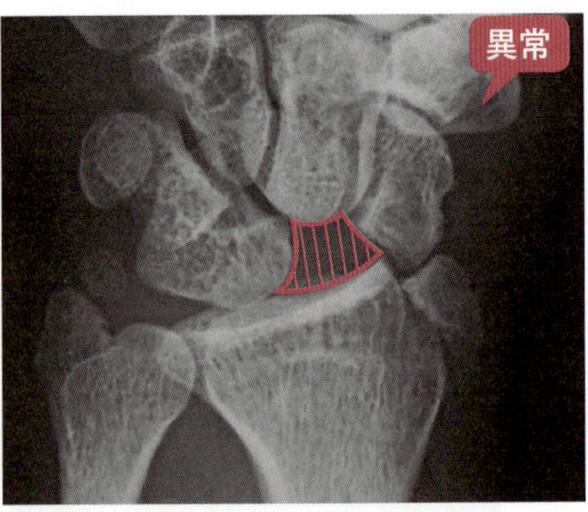

図12 月状骨周囲脱臼（Terry Thomas sign）
図11の3つの線を並行に引けず，月状骨と舟状骨の間に隙間がある〔冒頭（➡ p39）のX線正面像〕．

手関節のX線正面像をみる場合，手根骨の配列が図11のように並行になることに注意します．3つの線がうまく描けない時は，異常を考えてください．

正面像はTerry Thomasの歯のような，側面像は倒れたティーカップのような

冒頭（➡ p39）のX線は，**月状骨周囲脱臼**（図12）です．正面像で，手根骨の配列の線が並行にならず，月状骨と舟状骨の間に隙間があります．これをTerry Thomas signといいます（図13）．Terry Thomas（1911〜1990）という英国のコメディアンの前歯に隙間があったことから名付けられました．

また正常な手根骨のX線側面像は，お皿（ソーサー）の上にティーカップがあり，さらにその上にりんごがあるように見えます（図14）．しかし異常があって，この位置が崩れることをspilled tea cup signといいます．つまり，ティーカップが倒れて，お茶がこぼれるのです．冒頭（➡ p39）の側面像がこれに当たります．

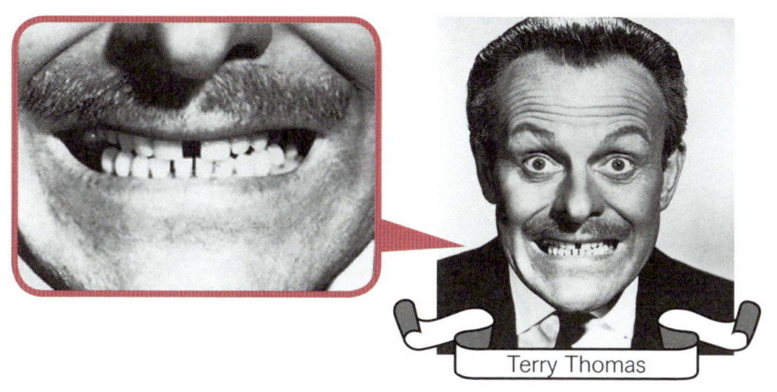

図13 Terry Thomas sign
英国のコメディアン Terry Thomas は“すきっ歯”がトレードマークだった.

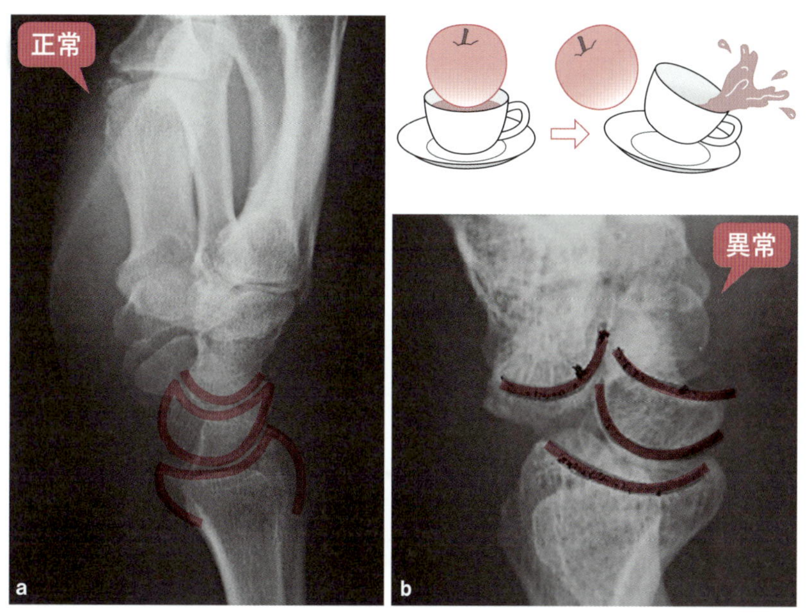

図14 手根骨（側面像）
a：橈骨の遠位に月状骨，その遠位に有頭骨が並ぶ.
b：spilled tea cup sign〔冒頭（➡ p39）の X 線側面像〕.

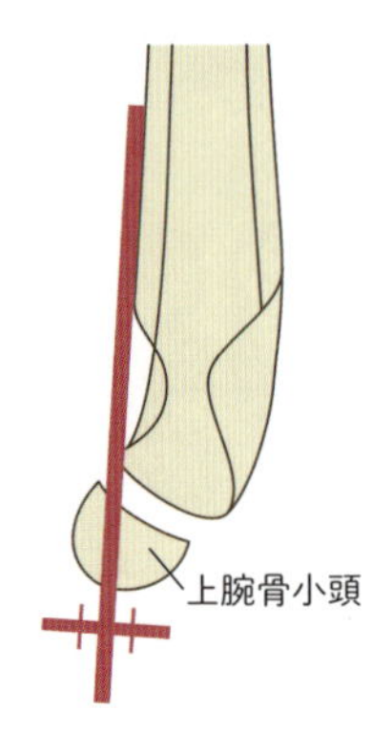

X 線で上腕骨前方骨皮質に引いた線(anterior humeral line)は上腕骨小頭の中 1/3 を通る.

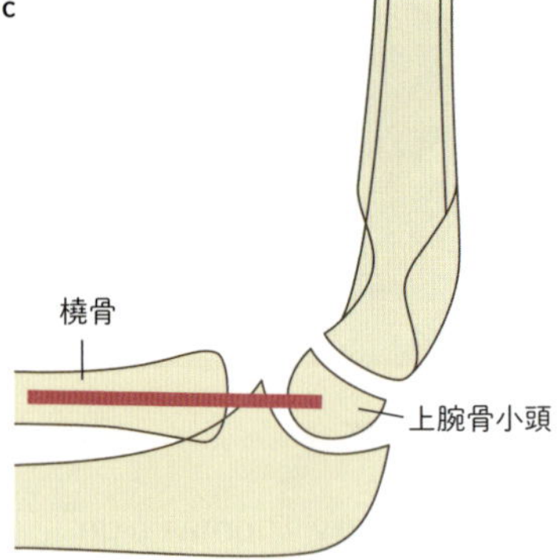

橈骨の延長上に必ず上腕骨小頭がある(どんな方向で撮っても).

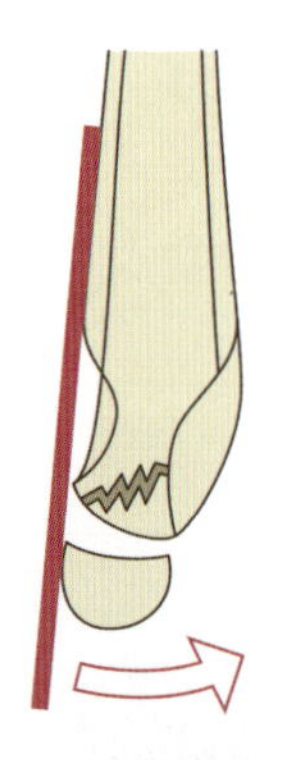

上腕骨小頭の中 1/3 を通らなければ骨折で転位したと考える.

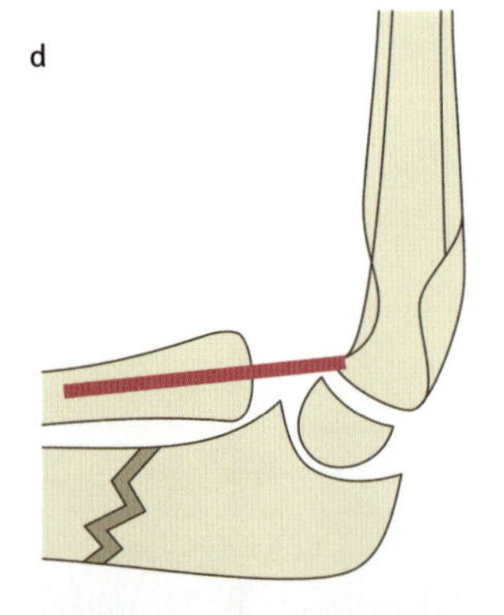

橈骨の延長上に上腕骨小頭がなければ橈骨の脱臼である.この例はモンテギア脱臼骨折(尺骨骨折+橈骨小頭脱臼).

図15 小児肘関節 X 線読影の極意
上腕骨前方骨皮質に引いた線は上腕骨小頭の中1/3 を通る.橈骨の延長線上に必ず上腕骨小頭がある.

小児肘関節読影の極意 2 点

小児肘関節 X 線読影の極意 2 点を述べます.

まず,**上腕骨前方骨皮質に引いた線(anterior humeral line)は上腕骨小頭の中1/3 を通ります**(図15a).もしこの線が上腕骨小頭の前方にずれ

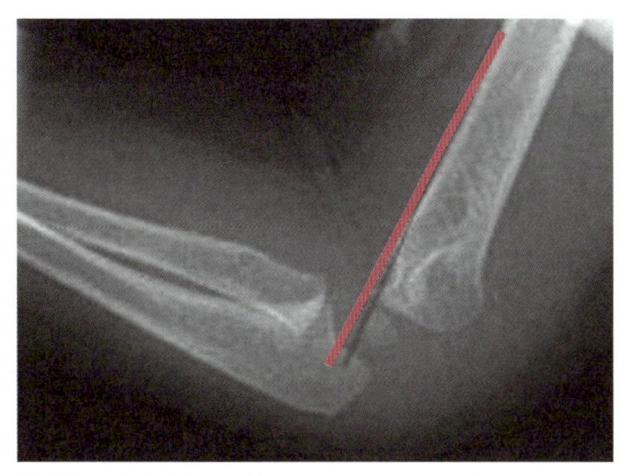

図16 上腕骨顆上骨折
上腕骨前方皮質骨の延長線が上腕骨小頭の前方に来る．上腕骨顆上骨折で遠位骨片が後方転位していることを意味する．

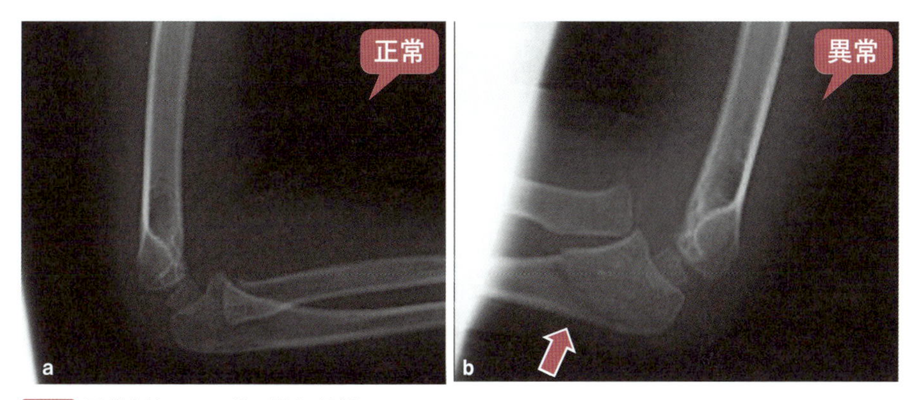

図17 正常肘とモンテギア脱臼骨折
aは正常肘．b は橈骨小頭の延長線上に上腕骨小頭がなく，上方に橈骨が脱臼している．また尺骨骨折がみられ，モンテギア脱臼骨折である．

る場合は，上腕骨顆上骨折により上腕骨小頭が後方へ転位している可能性があります（図15b, 16）．

次に，**橈骨の近位部の延長線上に必ず上腕骨小頭**はあります（図15c）．もしそうでなければ，橈骨小頭が脱臼している可能性があります（図15d）．

モンテギア脱臼骨折は尺骨骨折と橈骨小頭の脱臼が起こりますが，脱臼を見逃しやすいので必ずチェックします（図17）．

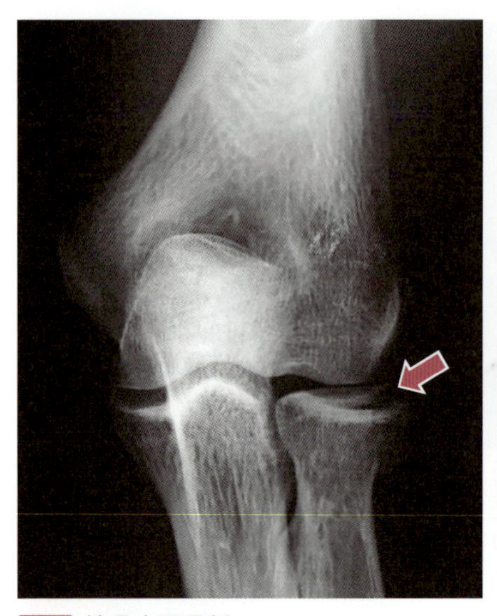

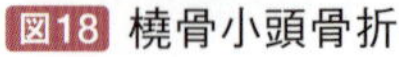
図18 橈骨小頭骨折

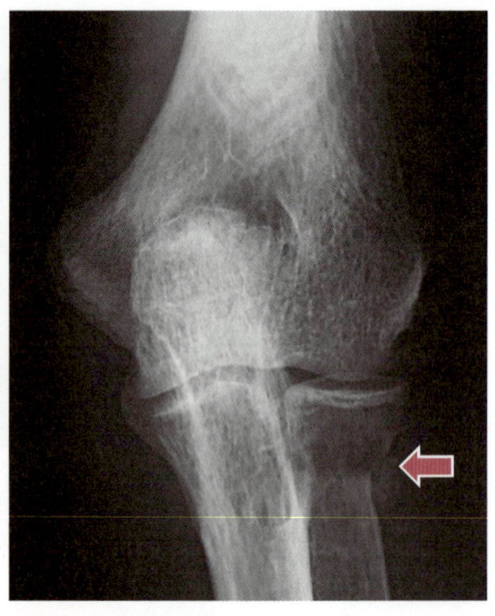

図19 橈骨頸部骨折

橈骨小頭/頸部骨折

橈骨小頭骨折と**橈骨頸部骨折**も，やはり手をついて肘を伸展した時に起こる骨折です（図18, 19）．橈骨小頭付近に骨折が起こりうることを知っていないと，見逃しやすい骨折です．

fat pad sign が目印に

このような肘関節内の骨折で出血が起こると，fat pad sign が見られ（図20），診断に役立つサインです．

診断に自信がなければ，エコーを当てれば関節液はわかります．関節内に出血すると可動域制限が起こりますが，肘頭の少し上から後方より穿刺すれば回復します．

橈骨頸部付近の病変による後骨間神経麻痺

橈骨頸部付近に橈骨神経の枝の後骨間神経があり，この付近の病変で**後骨間神経麻痺**が起こることがあります．図21，図22は橈骨頸部付近の

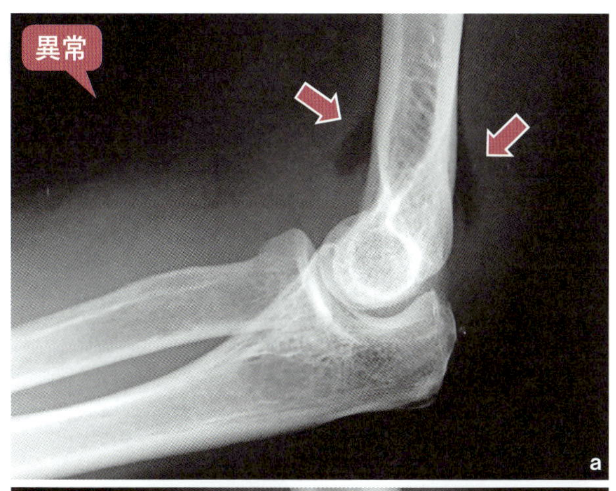

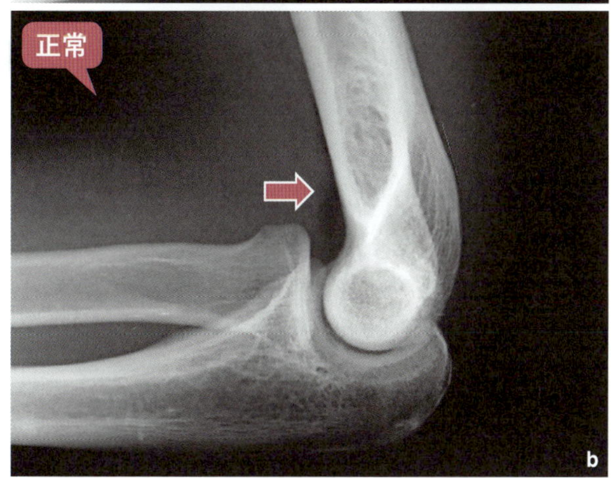

図20 肘関節の fat pad sign
a：骨折に伴う出血があると，ハの字型に前と後ろに脂肪が黒く写る．
b：前方にわずかに黒い脂肪濃度あり．後方の fat pad は，正常では見えない．

癌転移による後骨間神経麻痺です．**ピストルサイン**といって左手はしっかりピストルを作ることができますが，右手の母指，示指は完全伸展することができません（図21）．橈骨神経麻痺と違って，手関節の伸展は可能です．

なお，ピストルサインのついでに tear drop sign も覚えておきましょう．図23は 63 歳・男性で，飲酒し転倒，テーブル角が前腕遠位内側に当たり

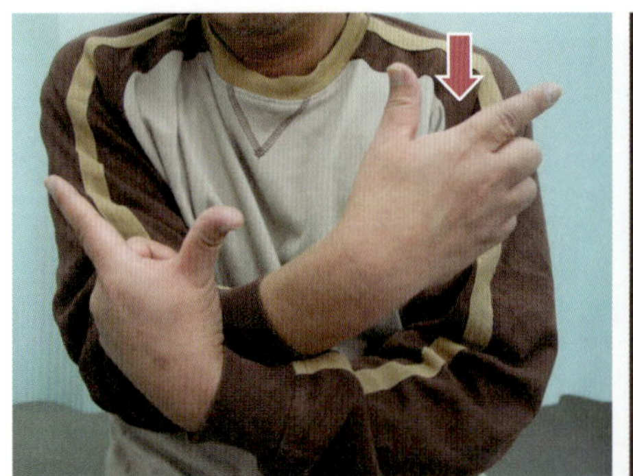

図21 ピストルサイン
右手の後骨間神経麻痺のため右母指，示指の完全伸展ができず，不完全なピストルになる．

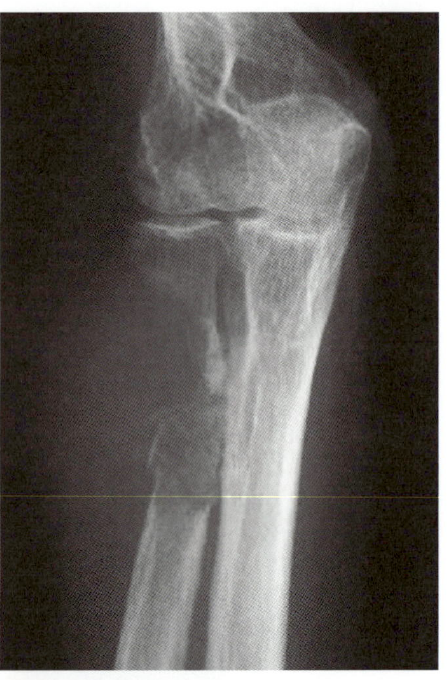

図22 後骨間神経麻痺
癌転移により橈骨頸部の溶解がみられ，これによる後骨間神経麻痺だった．

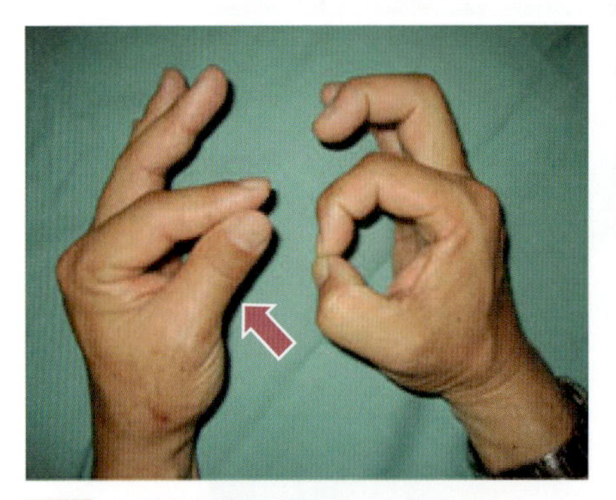

図23 左前骨間神経麻痺による tear drop sign（perfect O ができない）
正中神経の枝の損傷で左長母指屈筋腱が麻痺し母指の屈曲ができないため，指で OK と完全な丸をつくれず，涙滴のようになる．

左母指屈曲ができず，第 1 指，2 指のしびれを訴えました．これは正中神経の枝の前骨間神経損傷で，長母指屈筋の麻痺です．指で OK を作ろうとすると完全な丸（perfect O）ができず，涙滴（tear drop）のようになります．

上腕骨顆上骨折

上腕骨顆上骨折（図24）も，手をついて起こることが多いのです．

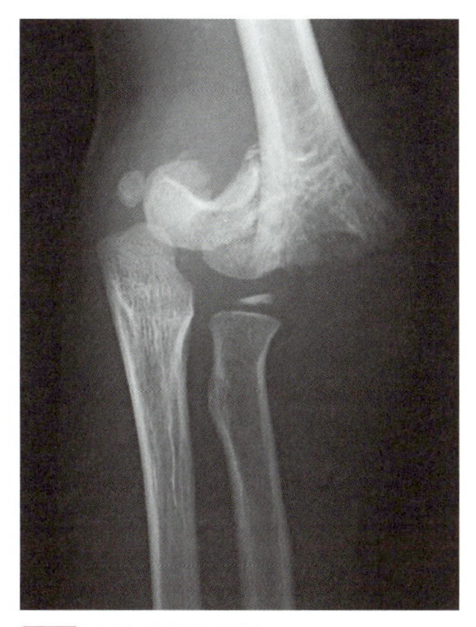

図24 上腕骨顆上骨折

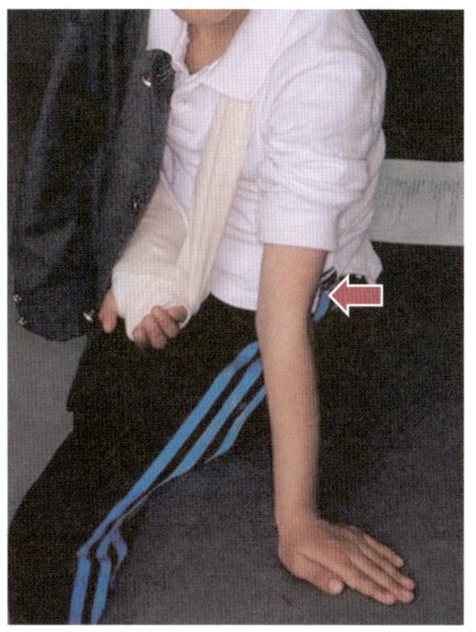

図25 肘の過伸展
小児は肘が過伸展するため手をつくと肘頭が上腕骨顆上部に衝突し上腕骨顆上骨折が起こる.

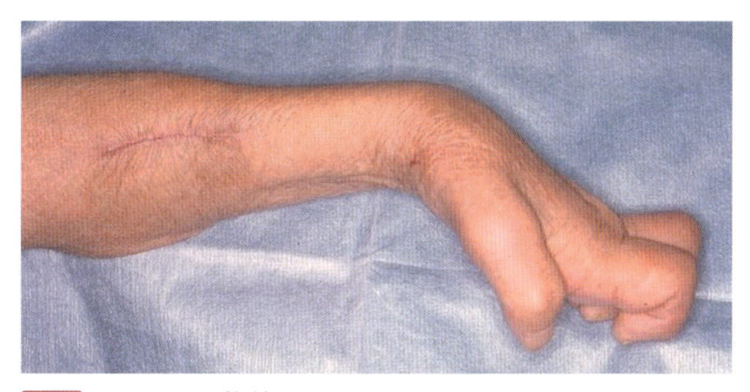

図26 Volkmann 拘縮
本症例は上腕骨顆上骨折によるものではなく，意識障害で前腕の上に24 時間寝ていたことによる高齢患者の Volkmann 拘縮である.

小児に起こりやすい

手をついたのに，なぜ肘で折れるのか不思議に思いませんか？ これは，小児では肘が過伸展することによります（図25）．手をついて肘が過伸展すると，肘頭が上腕骨顆上部に入りこんで骨折を起こします．

Volkmann 拘縮

上腕骨顆上骨折では，骨折により上腕動脈が損傷されると，手内筋（骨間筋，虫様筋）の壊死で Volkmann **拘縮**といわれる手指の拘縮（図26）が起こることがあります．上腕骨顆上骨折はそのままの形でシーネを当てて，整形外科に即座に紹介してください．

「小児の肘の骨折は大変恐ろしい」と覚えてください．

怒涛の反復

手をついて転んだら（FOOSH），次の 5 外傷を目を凝らして探せ！

❶舟状骨骨折

❷月状骨脱臼，月状骨周囲脱臼

❸橈骨遠位端骨折（Colles 骨折，Smith 骨折，Barton 骨折，Chauffeur 骨折）

❹橈骨小頭/頸部骨折

❺上腕骨顆上骨折

Q5 手根部の痛みで受診．診断は?

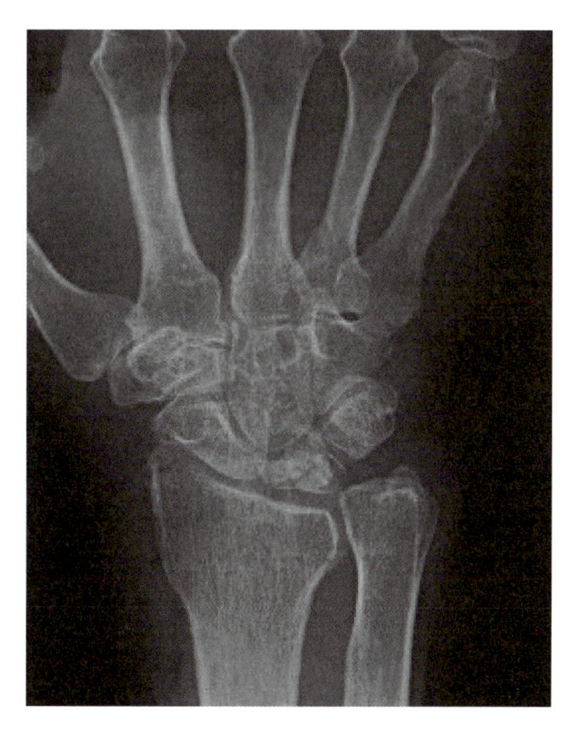

解答は p148

Q6 関節リウマチの患者. 突然第 4, 5 指の伸展不能となった. 診断は?

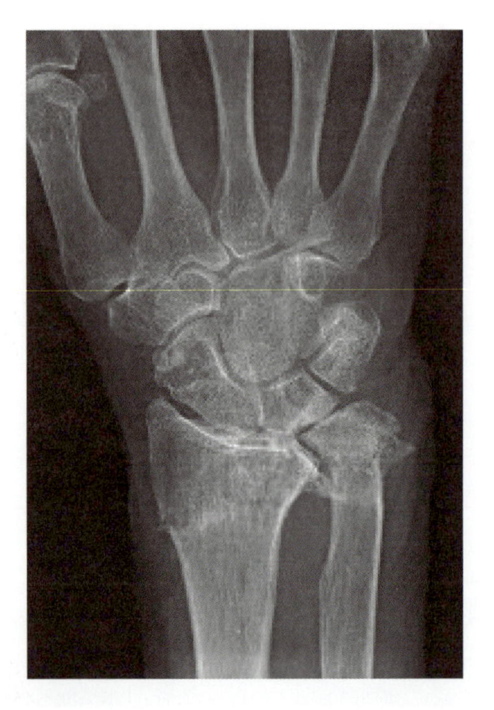

解答は p148

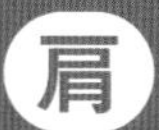

肩

あなたの水平線(horizon)が大きく広がる！

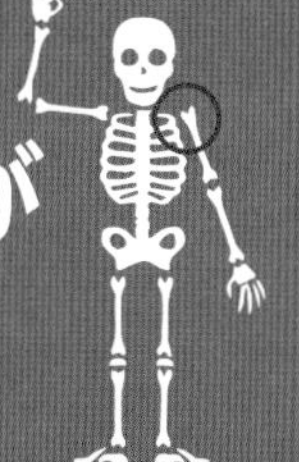

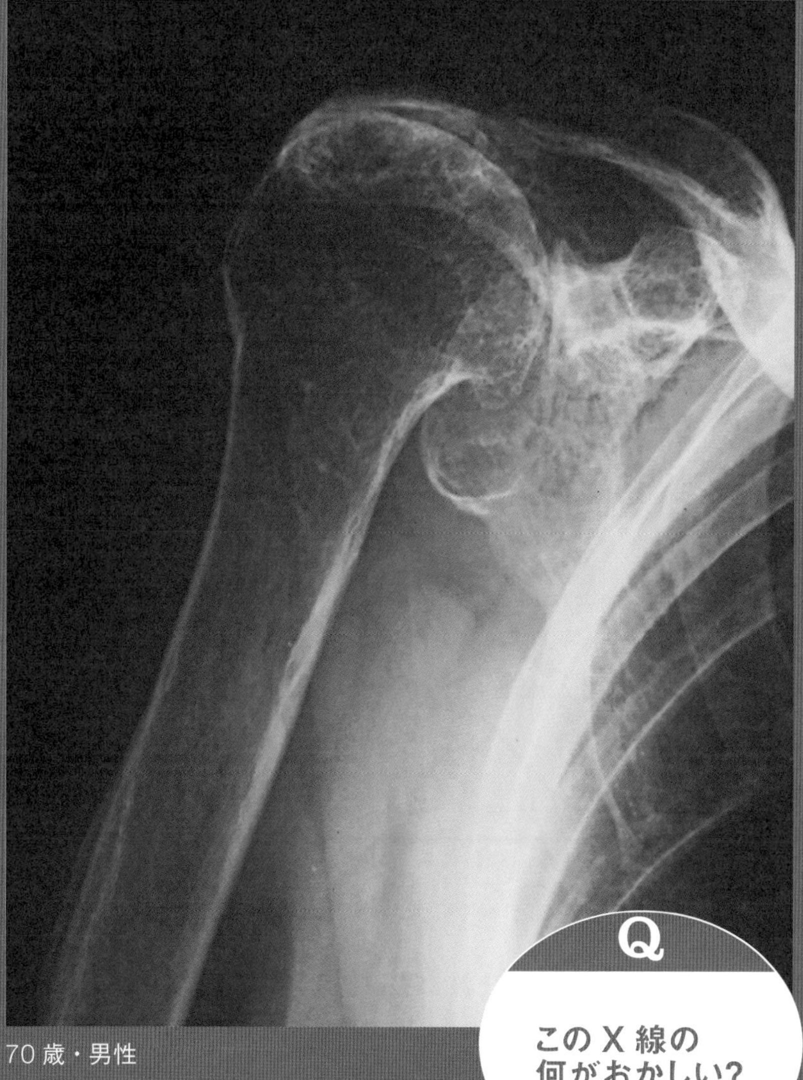

70 歳・男性

Q

このX線の
何がおかしい?
診断は?

前頁の単純 X 線の診断は，**腱板断裂**です．実は，これを見ただけで「腱板(rotator cuff)が断裂している」と一発診断できるのです．腱板断裂は，手や肘をついて転倒したりして起こることもありますが，関節リウマチで起こることもあります．肩 X 線の読み方をマスターしておくことは重要です．

また，いまやエコーは，肩関節の診断に不可欠なものとなりました．内科の先生方は，エコーの扱いに慣れています．エコーを肩に当てるだけで，多くの情報を得ることができるでしょう．最近は，リウマチ性多発筋痛症の診断基準に肩エコーも入っています．

本項では肩 X 線&肩エコーの秘術を伝授します．これだけの知識があれば，肩関節の画像診断には，ほとんど困らないはずです．

肩 X 線

高度な腱板断裂は，単純 X 線検査でわかります．正常な肩関節と，前頁の写真を比較してみましょう(図1)．

股関節との違い

股関節では，ball and socket といって，骨頭は臼蓋で包み込まれて安定しています．ところが肩関節は，図2のイメージのように，臼蓋が浅いため，骨頭を臼蓋に押しつけるベクトルが必要になります．これを行っているのが，**腱板**なのです[1)]．

腱板は 4 つの腱からできており，「SITS」と覚えます．すなわち，supraspinatus muscle(棘上筋)，infraspinatus muscle(棘下筋)，teres minor muscle(小円筋)，subscapularis muscle(肩甲下筋)です(図3)．この 4 つの腱が入り混じるようにして，骨頭の大結節・小結節に付着します．

腱の引っ張り合いで安定しているがゆえに

一方，**三角筋**は，肩峰・鎖骨から起始して三角筋粗面*に付着します(図4)．

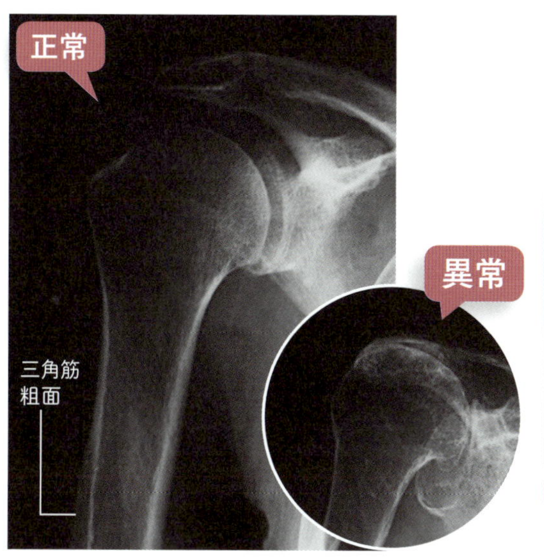

図1 正常な肩関節

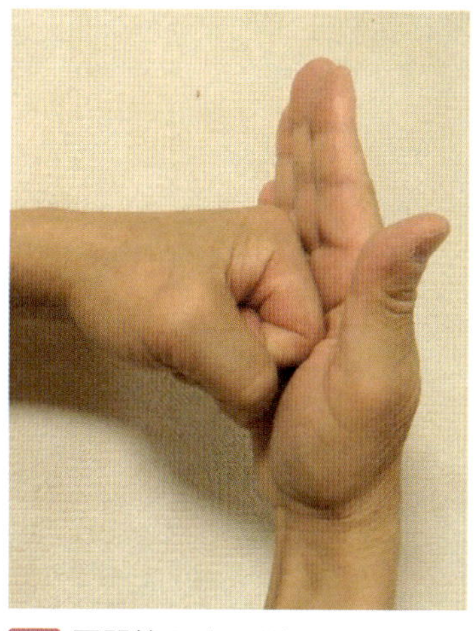

図2 肩関節のイメージ

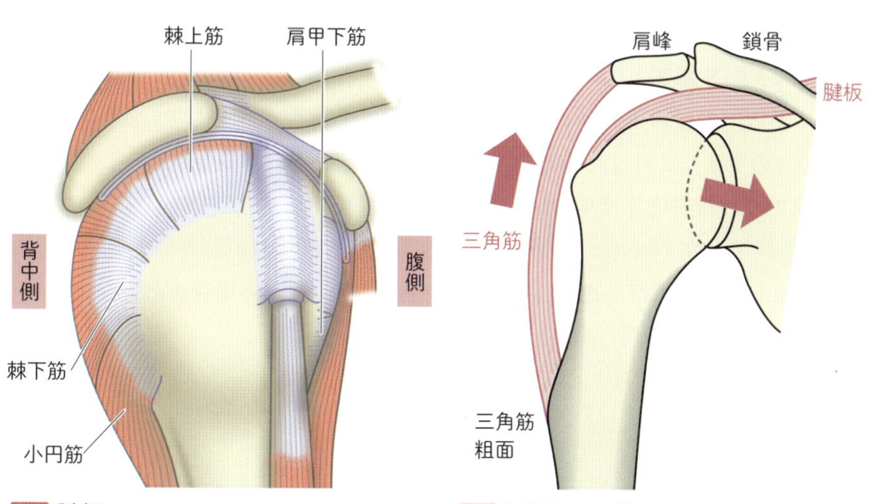

図3 腱板
腱板の後方はSITと覚えます．**s**upraspinatus（棘上筋）→ **i**nfraspinatus（棘下筋）→ **t**eres（小円筋）の順です．

図4 腱板と三角筋のベクトル
三角筋は，肩峰・鎖骨に起始して三角筋粗面に付着し，上腕骨を上方へ引き上げる．腱板は，大結節・小結節に付着し骨頭を臼蓋に押しつける．

＊筆者は，卒後3年目に天竜川の奥の僻地の小病院にいた時，この三角筋粗面を骨膜反応と勘違いして，患者さんを片道2時間の都市の病院に紹介してしまったことがあります．返事は「これは三角筋粗面といって，正常所見です」でした．

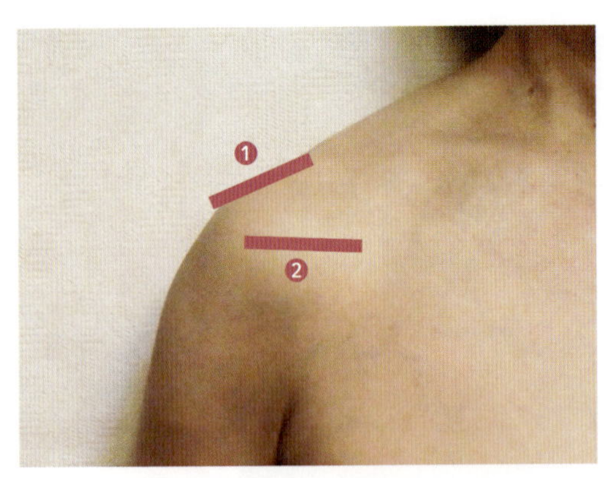

図5 肩エコーの当て方
肩エコーは2か所に，皮膚に垂直に当てる．❶で腱板を見て，❷で上腕二頭筋長頭腱を見る．

したがって，図4のように腱板が骨頭を臼蓋に押しつけつつ，三角筋が上腕骨を挙上しているのです．そのため，腱板が断裂すると，臼蓋に押しつけるベクトルが消失し，骨頭は三角筋により上方へ引き上げられ，冒頭(➡p57)のようなX線になります．

ですから，骨頭の上方への転位を見ただけで，腱板が断裂していると診断できるのです．これは，胸部X線から気づくこともあります(➡p26)．胸部写真でも，両肩関節は見ておきましょう．

腱板が切れていても，上腕二頭筋長頭腱を腱板のかわりに骨頭のdepressorとして代用する患者があり，肩を普通に挙上できる場合があります．挙上できない場合は腱板修復手術が必要になります．

肩エコー

エコーを肩に当ててみよう！

エコーを当てる場所は，2か所です(図5)．簡単な割に，情報量は大変多いのです．

図6は腱板の正常所見です．シェーマ(図7)と見比べながら確認してみてください．肩表面から，皮膚，皮下脂肪，筋膜，三角筋，peribursal fat(滑液包周辺の脂肪)，棘上筋腱(腱板)，骨頭の順です．

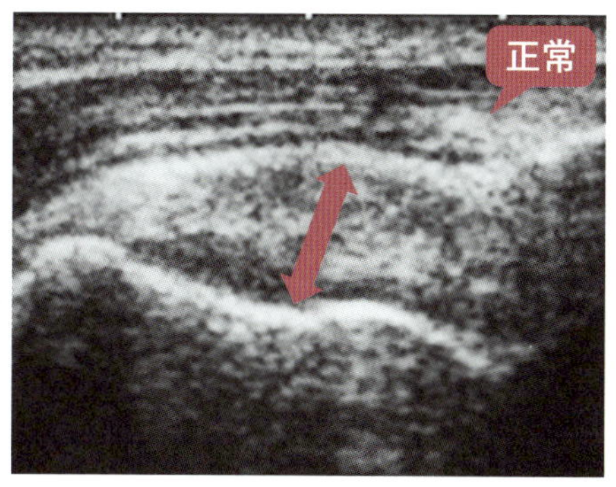

図6 正常な腱板のエコー画像
棘上筋腱(腱板)の厚さ(peribursal fat の下から骨頭まで)は6 mm 以内. これ以上に厚ければ, インピンジメント症候群を疑う.

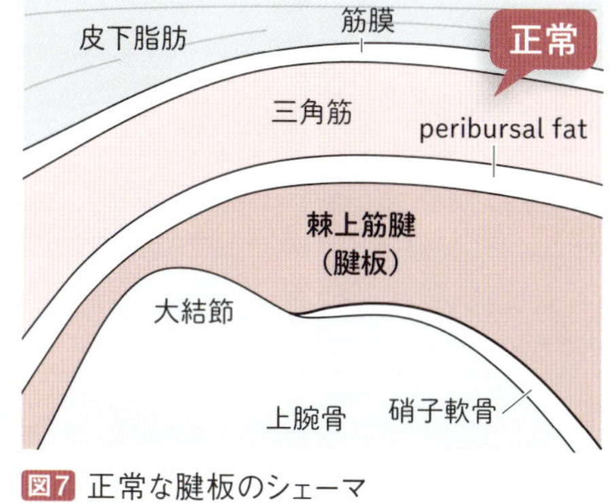

図7 正常な腱板のシェーマ
上から, 皮膚, 皮下脂肪, 筋膜, 三角筋(肩峰に付着), peribursal fat, 棘上筋腱(腱板), 上腕骨の順.

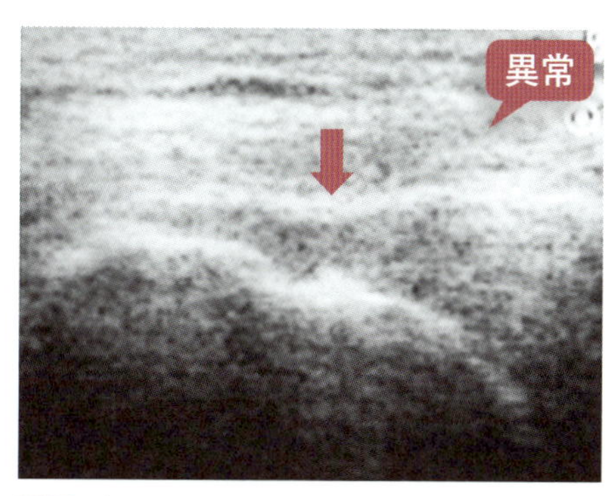

図8 腱板断裂のエコー画像
棘上筋腱(腱板)が断裂して, フラットにみえる.

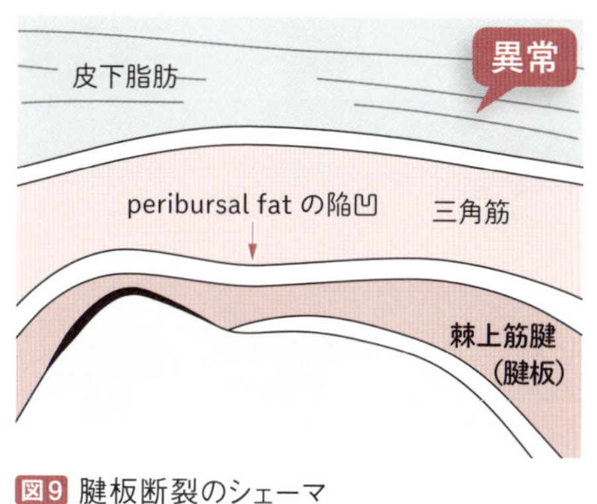

図9 腱板断裂のシェーマ

当て方❶で診断できる異常所見

腱板断裂は, 図8のように見えます. 腱板が上に凸ではなく, フラットに見えるので(図9), 診断は極めて容易です.

棘上筋腱(腱板)の厚さは6 mm 以内で, 上に凸です. 筋と違い腱は肥厚しないので, 年齢, 性別による差はあまりありません. これが厚ければ, **インピンジメント症候群**(impingement syndrome)を考えます(図10). インピンジメント症候群とは, 腱板が肥厚して, 肩挙上の際, 腱板が骨頭と肩峰の間に挟まれて疼痛を生じるものです. なお, 滑液包(bursa)に滑液が溜

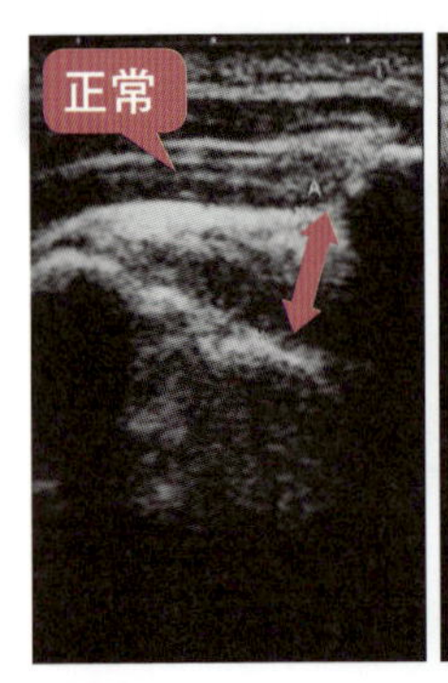

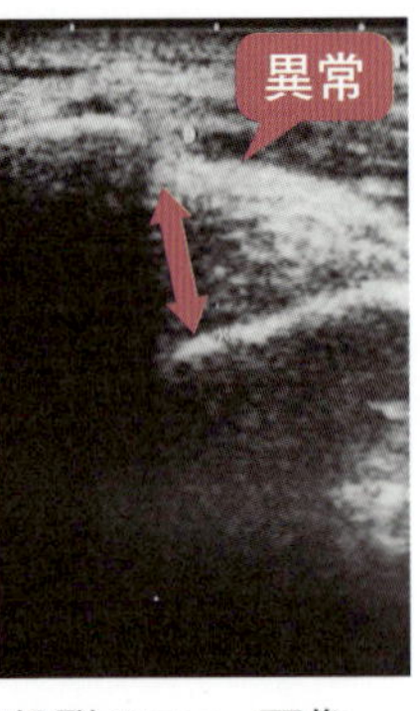

図10 インピンジメント症候群のエコー画像
右図(左肩)は，棘上筋腱(腱板)が 6 mm 以上で肥厚している(インピンジメント症候群).

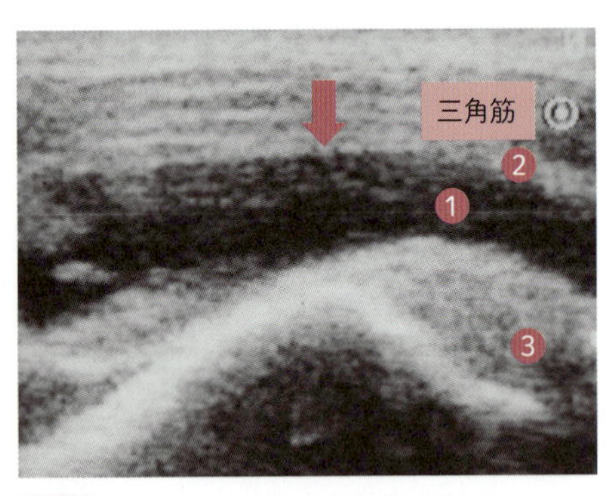

図11 subacromial subdeltoid bursa
❶滑液包(bursa)に滑液が貯留している．滑液包は❷ peribursal fat と❸腱板(棘上筋腱)の間にある．subacromial subdeltoid bursa という.

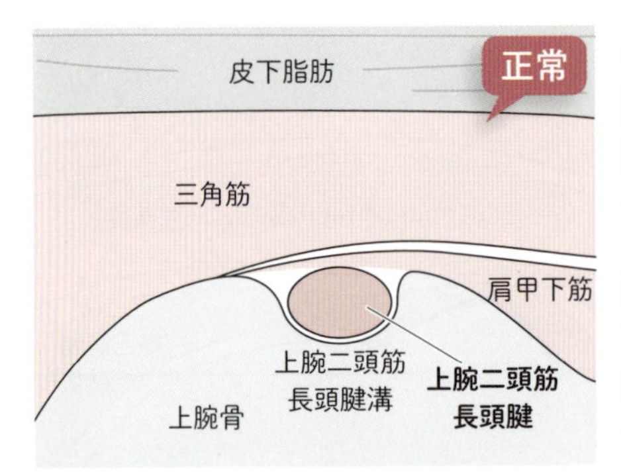

図12 正常な上腕二頭筋長頭腱のシェーマ
上腕二頭筋長頭腱は，骨の溝の中に埋まっている．溝から飛び出していたら，長頭腱の腫脹である.

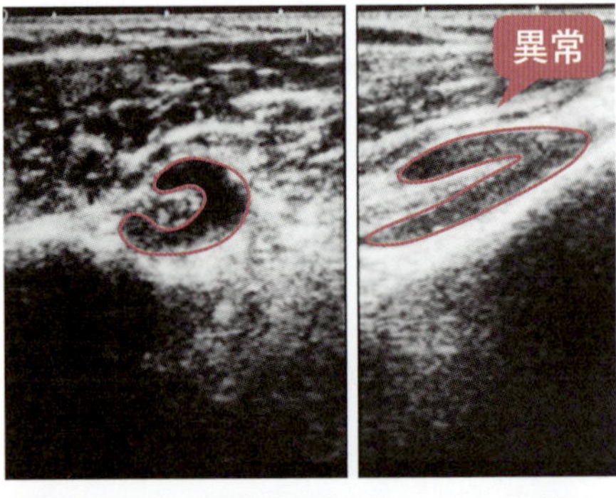

図13 上腕二頭筋長頭腱炎のエコー画像
左は短軸像，右は長軸像．上腕二頭筋長頭腱の周囲に滑液が溜まり，上腕二頭筋長頭腱炎である.

まる場合は，peribursal fat と腱板の間に溜まります(図11).

当て方❷で診断できる異常所見

一方，上腕二頭筋長頭腱は，図12のように見えます．骨の溝の中に腱が納まっています．もし，溝から前方に張り出したり，周囲に滑液が溜まっていれば，**上腕二頭筋長頭腱炎**です(図13).

また，**リウマチ性多発筋痛症**(polymyalgia rheumatica：PMR)では，bursa の滑液貯留・血流増加，上腕二頭筋長頭腱周囲の滑液貯留・血流

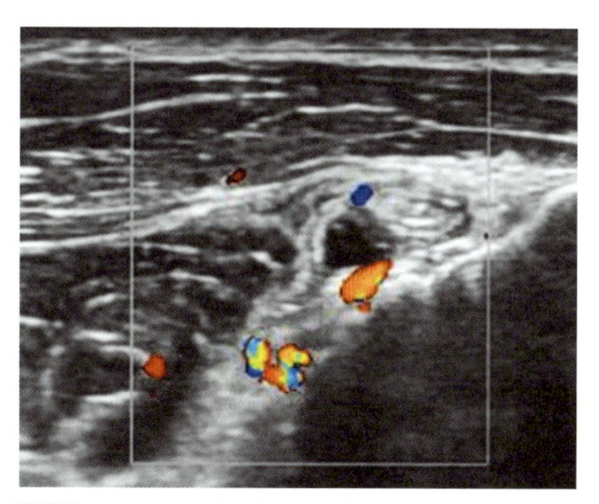

図14 リウマチ性多発筋痛症（PMR）のエコー画像
カラードプラ法．上腕二頭筋長頭腱周囲に滑液貯留および血流増加がみられる．

増加がみられます（図14）．PMR での肩エコー所見は，現在「関節エコーで，肩および股関節の滑液包炎，または両側の肩の滑液包炎」として診断基準にも含まれています．外来で簡単に PMR が疑えるわけです．

PMR 診断には両肩疼痛と ESR/CRP 高値が必須です．これに滑液包炎エコーを追加すると感度が高くなります．ただし PMR の 2 割は最初の ESR が 40 mm/時未満です．また PMR のほとんどはプレドニゾロン 12.5～25.0 mg/日で急速に改善します．

肩峰の骨棘にも注意しよう

肩 X 線で，肩峰の下に**骨棘**が見られることがあります（図15）．そのつもりで見ないと，なかなか骨棘の存在に気づきません．

これがあるとインピンジメント症候群を起こしやすい，といわれます．また骨棘がなくても，斜位で見て，肩峰の前方が下方にカーブしていると，インピンジメント症候群を起こしやすいのです．

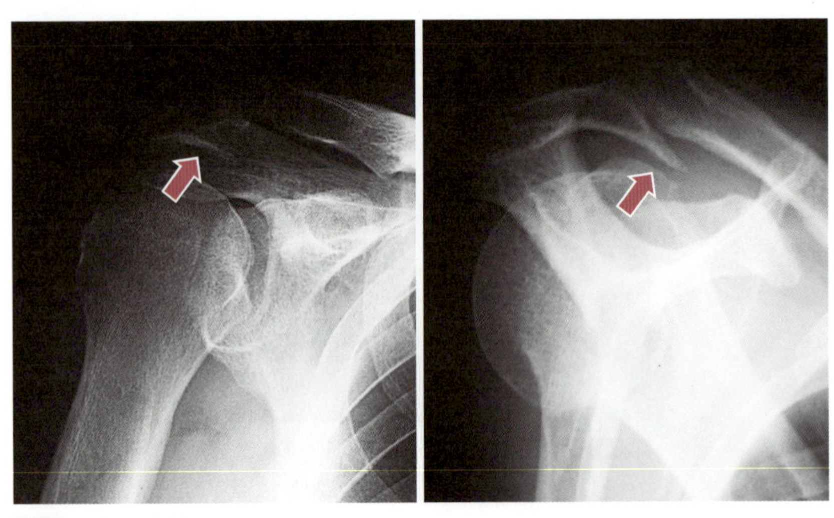

図15 肩峰の骨棘
肩峰の下の骨棘に注意．右図のように，斜位で見るとわかりやすい．ぼんやり見ていると気がつかない．

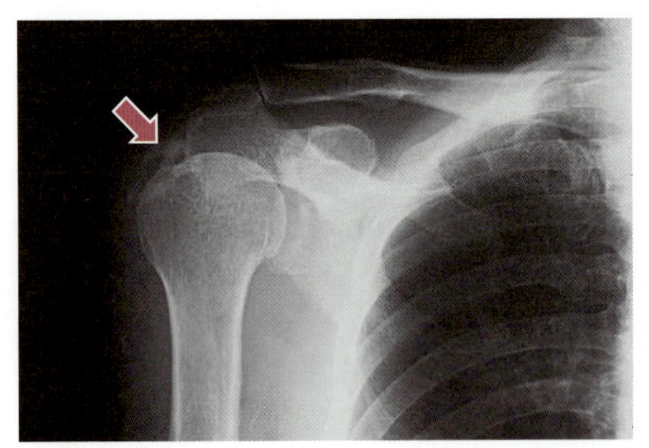

図16 石灰沈着性滑液包炎
誘因なく突然の肩の激痛で来院する．

石灰沈着性滑液包炎

石灰沈着性滑液包炎は誘因なく突然の肩の激痛で発症するものです．頻度が大変高いので重要です．X 線で石灰化が見られます（図16）．ステロイド入り局所麻酔が著効します．ステロイドは必ず局所麻酔と混注してくださ

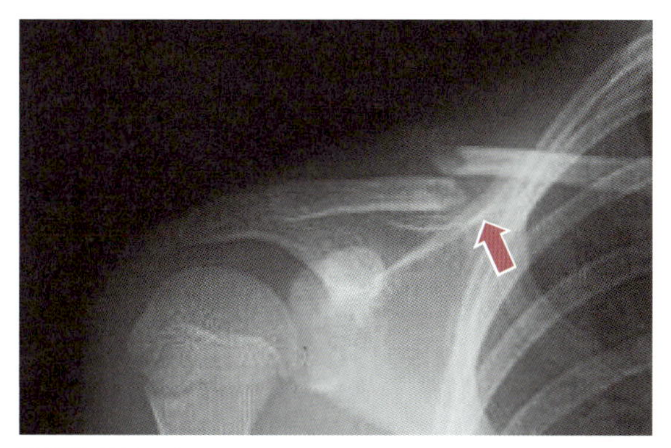

図17 鎖骨骨折
鎖骨の中 1/3 で骨折することが多い．鎖骨近位は胸鎖乳突筋に引かれて上方へ，鎖骨遠位は腕が重いので下方へ転位する．

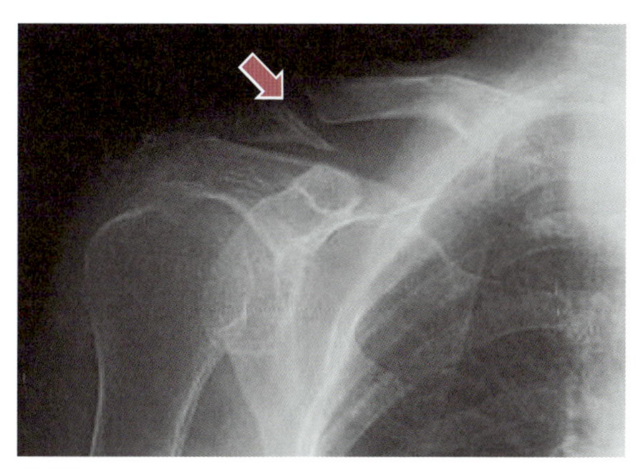

図18 鎖骨外側端骨折
遷延治癒，偽関節になりやすい．陳旧性骨折は骨折端が硬化していることが多い．硬化像があったら陳旧性骨折！

い．ステロイド単独で注入するとメチャ痛いのです．

鎖骨骨折

鎖骨骨折は鎖骨の中 1/3 で起こることが多く，近位骨片は胸鎖乳突筋に引かれて上方へ，遠位骨片は上肢の重さのため，下方へ転位することがほとんどです（**図17**）．**鎖骨外側端骨折**（**図18**）は遷延治癒，偽関節になるこ

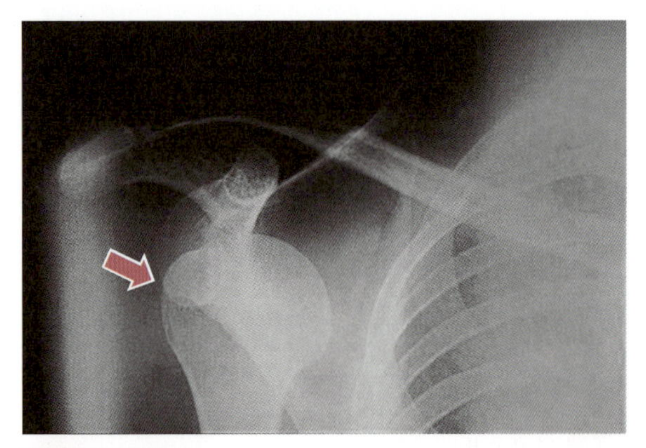

図19 前方脱臼
最もよくみられる.

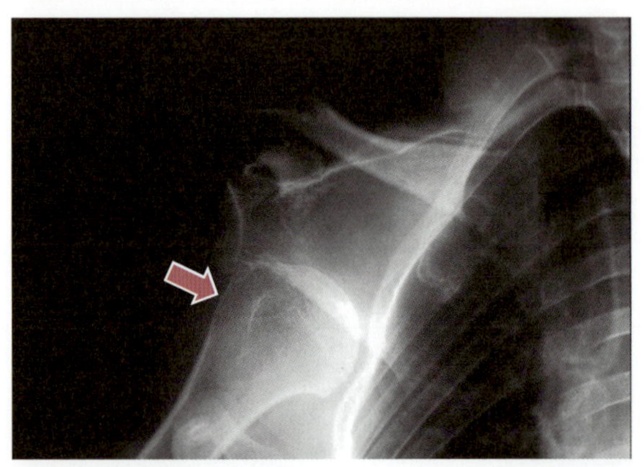

図20 下方脱臼

とが多いです.

なお，骨折が新鮮骨折か陳旧性骨折かは，骨折端を見るとわかります.
陳旧性骨折は骨折端の硬化像(sclerosis)があることが多いのです.

肩関節脱臼

肩関節脱臼には，**前方脱臼**(図19)，**下方脱臼**(図20)，**垂直脱臼**(図21, 22)，**後方脱臼**などがあります.

前方脱臼，**下方脱臼**では骨頭が脱臼して肩峰が目立つようになり，これ

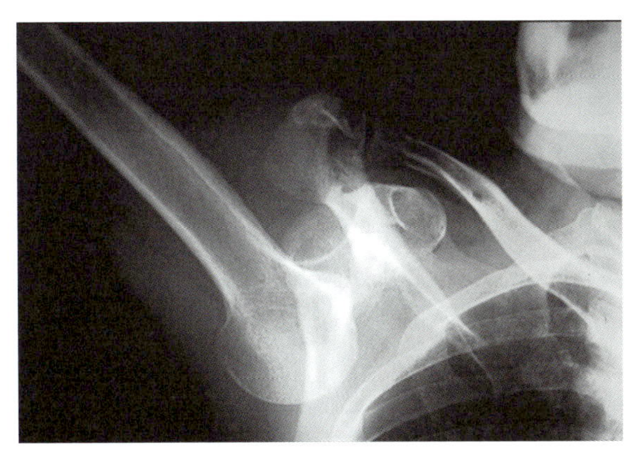

図21 垂直脱臼

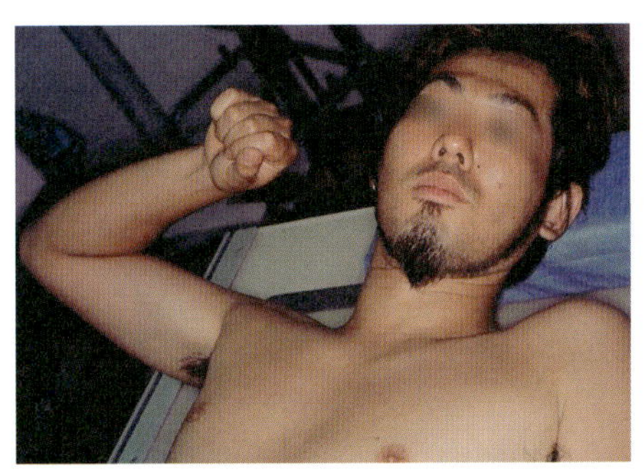

図22 垂直脱臼
穴に転落して受傷．怖そうなお兄さんがこういう恰好で外来に入って来ました．殴られるかと思った．

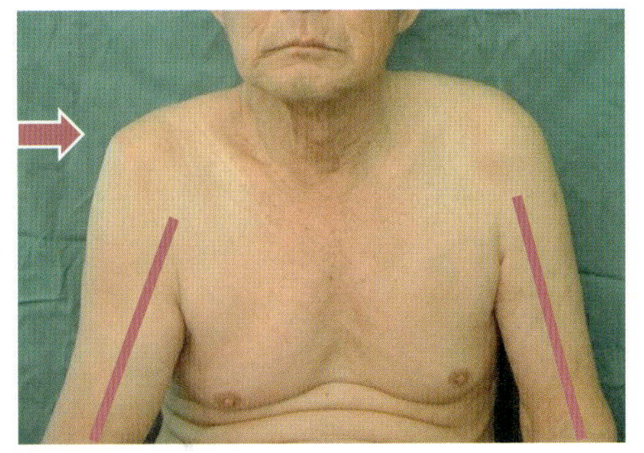

図23 右肩関節脱臼
右肩が角張っていることに注意(➡)．肩章サインです．また右上腕の軸が左に比べ内側に寄っていることに注意．肩関節脱臼は一発診断(snap diagnosis)です．

を**肩章サイン**といいます．自衛官，警察官が肩に着けているのが肩章です．

また，上腕の軸に注意してください．図23で右上腕の軸は左に比べ内側に寄っているのがわかります．これだけでも脱臼とわかります．

後方脱臼(図24〜26)は**てんかん発作**の後弓反張(opisthotonus)で起こる場合があります．図24を見ると明らかに異常ですが，肥満者だとわかりにくいことがあります．また正面像X線だけだと見逃すことがあります(図25)．軸写(図26)を撮れば明らかですが，読影が難しいかもしれません．てんかん発作後の肩の疼痛には，後方脱臼を念頭に置いてください．

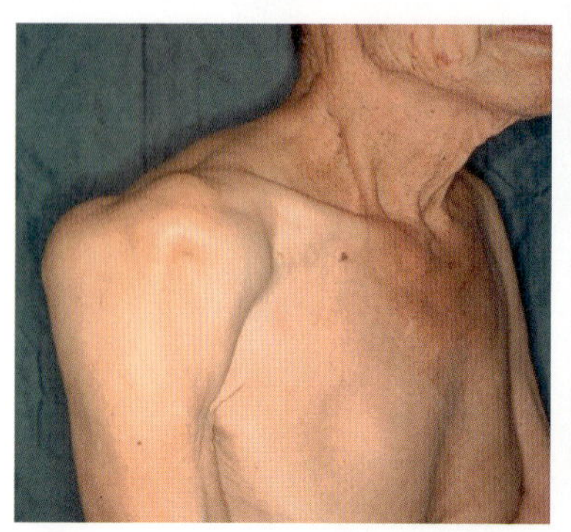

図24 後方脱臼

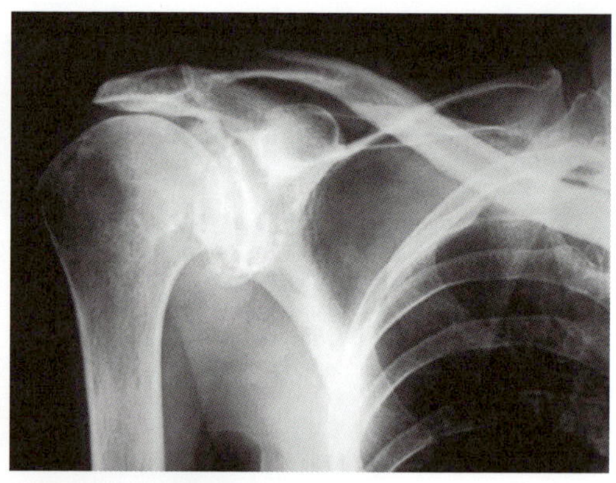

図25 後方脱臼のＸ線
正面像だとわからない．

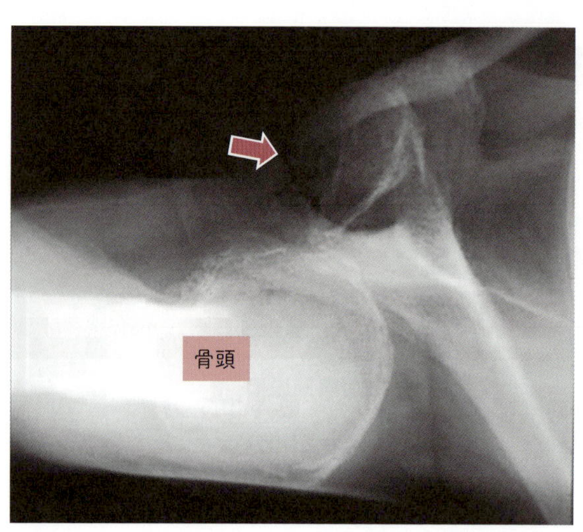

図26 軸写でわかる後方脱臼
骨頭が臼蓋（➡）の後方にある．

また肩関節脱臼で骨頭が臼蓋を乗り越える際に，**骨頭の陥没骨折**が起こることがあり，これをHill-Sachs lesion（図27〜29）といいます．これがあると**習慣性脱臼**を起こしやすいのです．

またBankart lesion（図30）といって，前方脱臼の際，臼蓋下方の**関節唇剥離**または**剥離骨折**を起こすこともあります．これはHill-Sachs lesionと合併することが多いのです．肩関節脱臼を見た場合，Hill-Sachs lesionとBankart lesionの存在に注意してください．

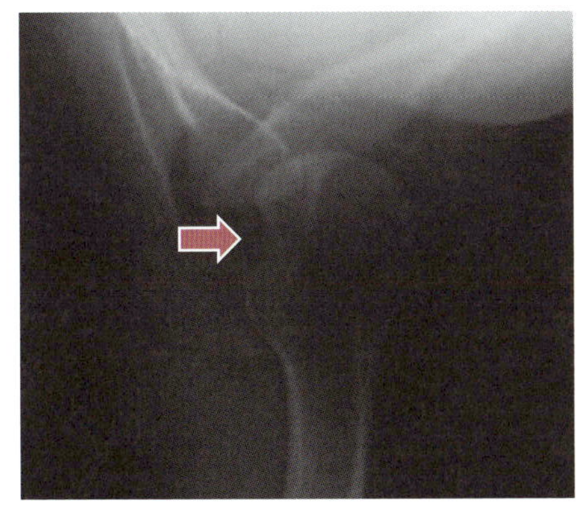

図27 骨頭後方の陥没骨折
(Hill-Sachs lesion)
これがあると習慣性脱臼を起こしやすい.

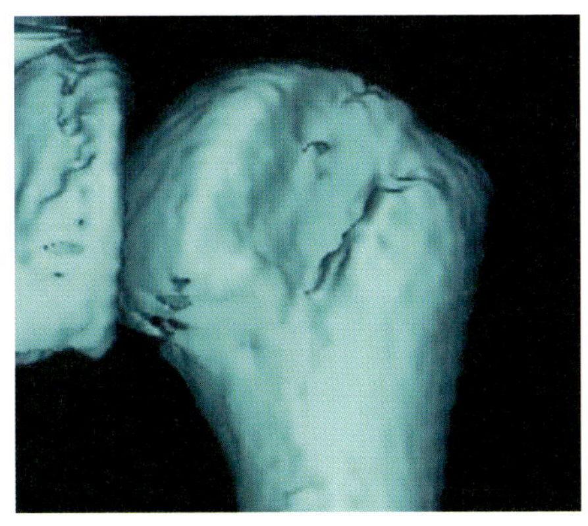

図28 上腕骨頭後方の陥没骨折
(Hill-Sachs lesion)
3 次元 CT 画像.

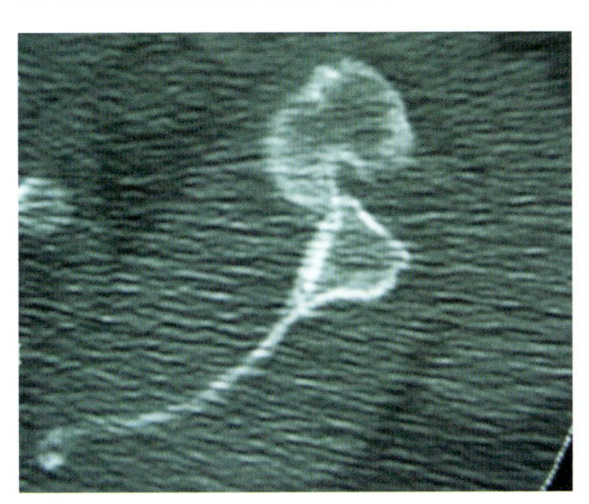

図29 Hill-Sachs lesion により骨頭が臼蓋を乗り越える瞬間
Hill-Sachs lesion があると習慣性脱臼を起こしやすい. CT 画像.

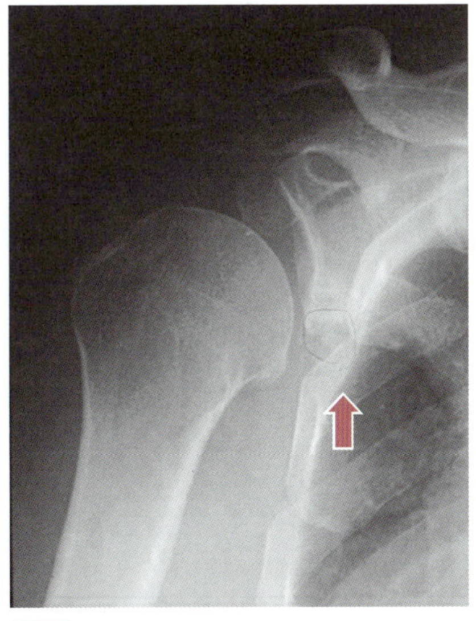

図30 Bankart lesion

肩鎖関節脱臼

肩鎖関節脱臼はまれな疾患ではありません．肩から横に転ぶと起こります．鎖骨外側端が上に飛び出します(図31, 32)．本当は鎖骨が上に出ているのではなく，肩峰が上腕の重力で下がっているのです．鎖骨を指で押すと

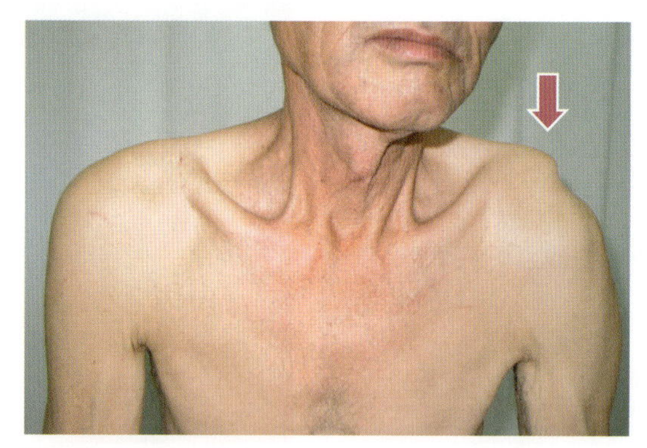

図31 肩鎖関節脱臼
鎖骨が上へ飛び出す.

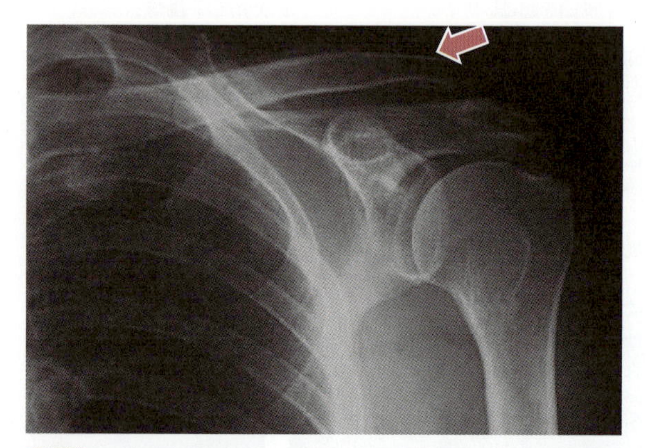

図32 肩鎖関節脱臼

ピアノキーのようにポコポコ沈み，**ピアノキーサイン**といいます（図33）．

正常では，鎖骨外側端は肩峰より少し飛び出しています（図34，➡）．このため指で触れれば肩鎖関節は必ずわかります．自分の肩鎖関節を触診してみてください．

ただし鎖骨下端と肩峰下端は同じライン上（赤線）にあることに注意してください．図34が正常像です．

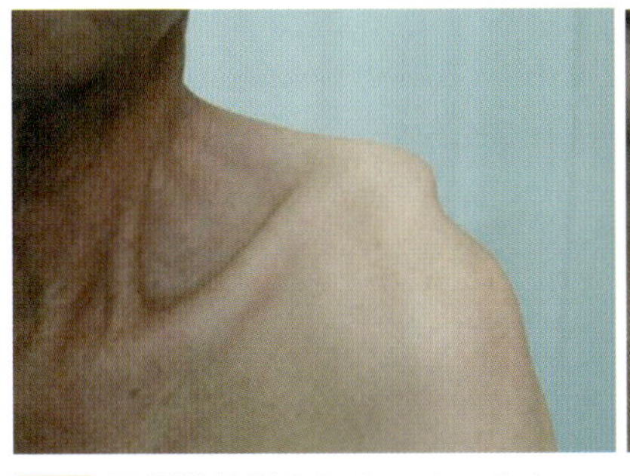
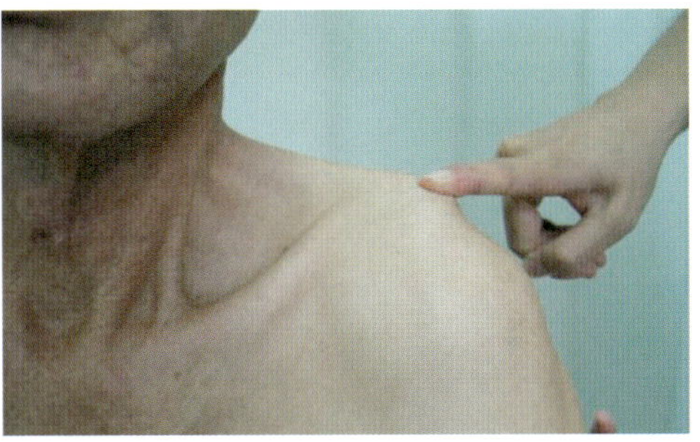

図33 肩鎖関節脱臼とピアノキーサイン
指で押さえるとポコポコ沈む．ピアノキーサインという．

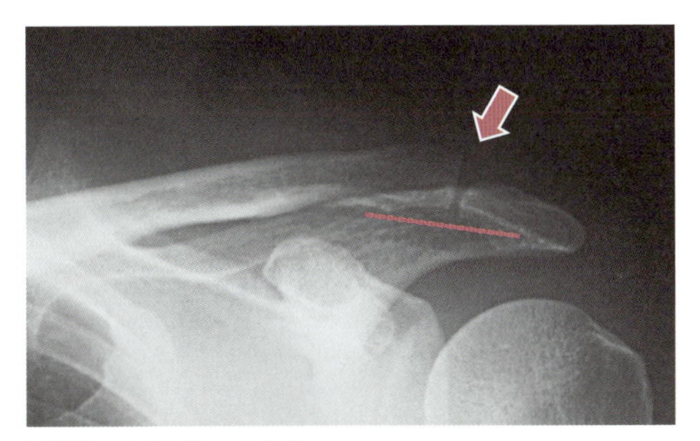

図34 肩鎖関節の正常像

上腕骨外科頸骨折

上腕骨外科頸骨折は高齢者で大変多い骨折です．なお高齢者で多い骨折は，次の 4 つです．

①脊椎圧迫骨折（➡ p80，83）
②大腿骨近位部骨折（➡ p94）
③上腕骨外科頸骨折
④橈骨遠位端骨折（➡ p40）

図35 は町の「転倒予防教室」で階段を歩かされて転倒，左上腕骨外科頸骨折を起こしたもので，転倒予防教室が“転倒促進教室”になった一例です．

「**外科頸**」の意味は，高齢者ではここで折れることが多く，外科で問題になる外傷だからです（図36）．昔は外科も整形外科も同じでした．なお江戸

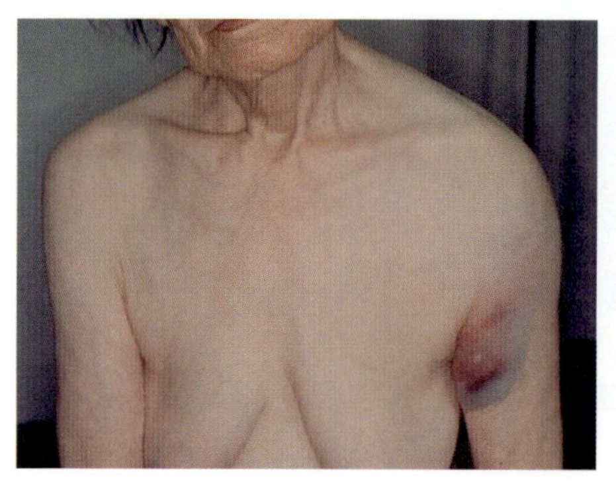
図35 左上腕骨外科頸骨折

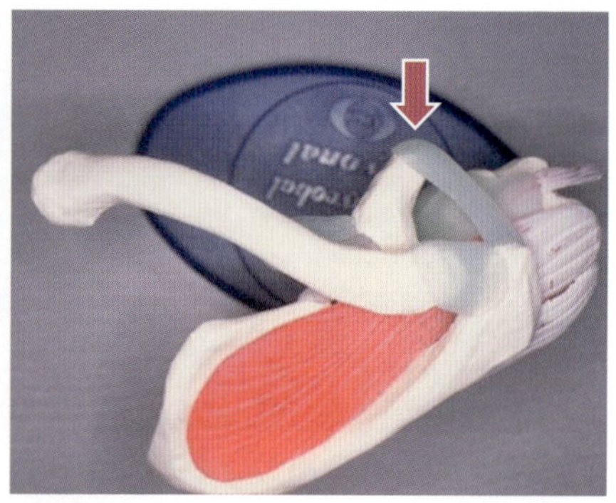
図37 烏口突起

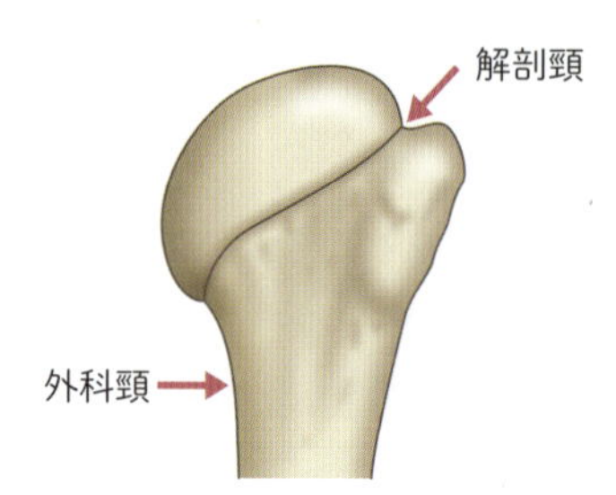

図36 外科頸で骨折が起こりやすい

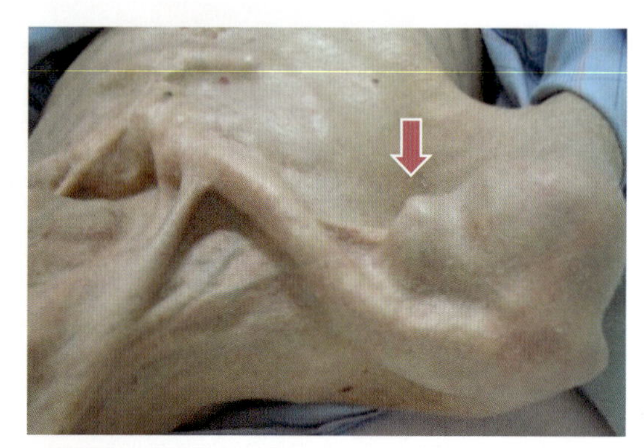
図38 烏口突起
非常に痩せた方で，このように外から烏口突起(➡)がわかることがあります．

時代，内科は本道，外科は外道といいました．

烏口突起骨折

見逃しやすい骨折に，まれですが**烏口突起骨折**があります．烏口突起(図37, 38)を自分で触ってみましょう．肩鎖関節の少し手前，下方にある突起です．

ここに直接衝撃が加わったような時，例えばクレー射撃の銃の反動などで起こります．軸写を撮らないとわかりません(図39)．肩の外傷では正面，軸写，斜位(scapular Y という)の 3 方向の X 線を撮影します．

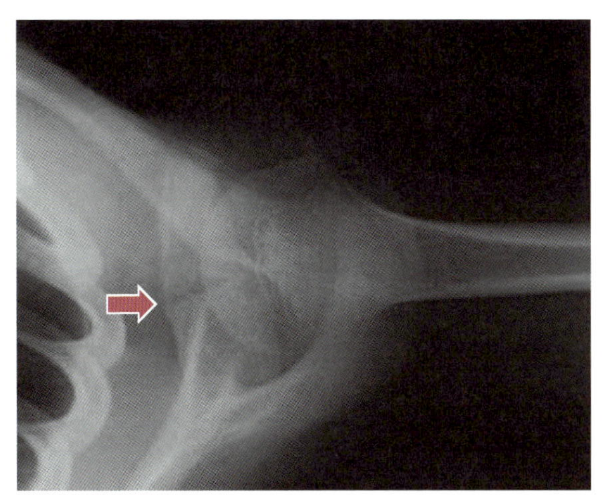

図39 烏口突起骨折

怒涛の反復

❶肩 X 線で，上腕骨骨頭の上方への転位を見たら**腱板断裂**．肩エコーでは，腱板が上に凸ではなく，フラットに見える．

❷肩エコーで，腱板が **6 mm 以上**あれば，**インピンジメント症候群**．これは，肩 X 線で**骨棘**が見えることがある．

❸肩エコーで，上腕二頭筋長頭腱が上腕二頭筋長頭腱溝から飛び出していたり，周囲に滑液が溜まっていれば**上腕二頭筋長頭腱炎**．**リウマチ性多発筋痛症**では，滑液包(bursa)や上腕二頭筋長頭腱周囲に滑液貯留や血流増加が見られる(カラードプラ法)．

❹肩の突然の激痛は石灰沈着性滑液包炎を考えよ．

❺鎖骨骨折は近位は上方へ，遠位は下方へ転位する．

❻肩関節脱臼は Hill-Sachs lesion，Bankart lesion に注意．

❼肩鎖関節脱臼はピアノキーサインがある．

❽老人で多い 4 骨折：①脊椎圧迫骨折，②大腿骨近位部骨折，③上腕骨外科頸骨折，④橈骨遠位端骨折．

❾烏口突起骨折は肩の軸写を撮らないとわからない．

文献

1) Rockwood CA, et al：Rockwood and Matsen's the shoulder, 4th ed. Sounders, 2009.

COLUMN

1枚のX線写真の背後にあった壮絶な過去

このX線(図)は外来に来られたある高齢者の肩です．肩の痛みを訴えX線を撮ったところ，上腕骨頭が変形し変形性肩関節症を起こしています．一体どのような受傷機転だったのかお聞きしたところ，何とミッドウェイ海戦の生き残りで空母「蒼龍」の通信兵の方でした．

＊

昭和17年(1942年)6月，日本海軍は，ほぼ全勢力でミッドウェイ島を攻略，米海軍空母部隊をおびき出しての殲滅を図ります．日本側は，空母は「赤城」「加賀」「蒼龍」「飛龍」の4隻を投入しました．まず第1次攻撃隊がミッドウェイの飛行場を爆撃します．日本側はミッドウェイ周辺に敵空母がいると考えていました．

日本側空母に待機していた第2次攻撃隊は敵空母撃沈のために魚雷を搭載していました．しかし米側空母は見当たりません．このため急遽，地上攻撃用の通常爆弾に変更します．ところが通常爆弾に変更直後，偵察機から米空母発見の無電が飛び込んできたのです．日本側の位置も米側に察知されている可能性があり，山口多聞少将は，通常爆弾のまま即座の発艦を南雲忠一司令長官に具申します．

しかし空母を沈めるには通常爆弾では非力で，魚雷のほうが効果は絶大です．南雲司令長官は再度，爆弾から魚雷への変更を命令します．変更作業が終わりかかろうとした時，一瞬早く米空母艦載機が日本側に襲いかかったのです．ちょうど帰還した第1次攻撃隊を収容していた日本側は，高度5,000 mから急降下してきた米空母艦載機に気が付きませんでした．

この戦いで日本側は空母4隻，航空機300機，多くのベテラン搭乗員を一挙に失い，太平洋戦争のターニングポイントとなったのです．

刻々と情勢が変化していくなかでいかに最善の選択を行うか? 通常爆弾の効果は少なくとも，そのまま即座の発艦をすべきだったのです．ミッドウェイ海戦は数多くの教訓に満ちています．

＊

この空母「蒼龍」通信兵の方のお話によると，米空母艦載機の空爆の最中にミッドウェイ島からの第１次攻撃隊が帰還したのですが，空母に着艦できず次々と海に不時着していくのを呆然と眺めるばかりだったとのことです．この方は爆弾による盲管創を右肩に負いました．

やがて「蒼龍」は沈没を始め，当西伊豆健育会病院の３階屋上くらいの高さから海面に飛び下り，駆逐艦に救助されたとのことでした．その後，この方は横須賀海軍病院で肩の手術を受けた後，南伊豆にあった湊海軍病院に転院しました．故郷土肥（とい）はすぐ近くだったのですが，家族との連絡は一切禁止されました．ミッドウェイ敗戦の情報が伏せられたのです．

＊

調べてみたところ，空母「蒼龍」は現地時間1942年６月５日午前10時25分，米空母「ヨークタウン」の爆撃機「ドーントレス」十数機の攻撃を受け，爆弾３発が命中しました．やがて19時13分「蒼龍」中央部に水柱が上がり，大爆発とともに艦尾から沈み，718名が戦死しました．生存者は駆逐艦「磯風」により救出され，その後，水上機母艦「千代田」へ移乗し，日本本土へ戻ったとのことです．１枚のＸ線の背後にあるその方の壮絶な過去に思いを馳せ，深く感動しました．

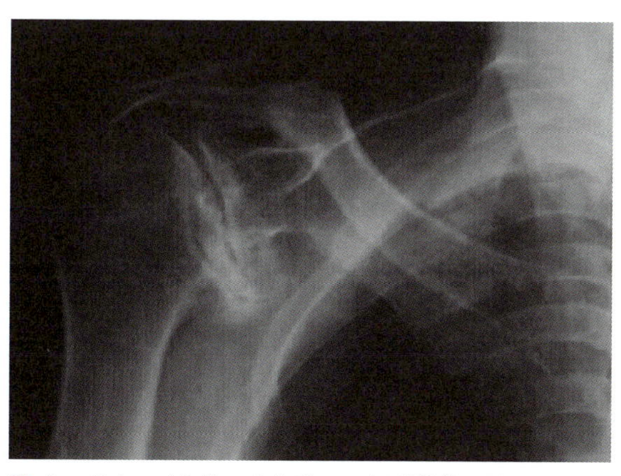

図 ミッドウェイ海戦の生き残り，空母「蒼龍」通信兵の右肩（変形性肩関節症）

脊椎・腰

体のカナメを読めるようになろう！

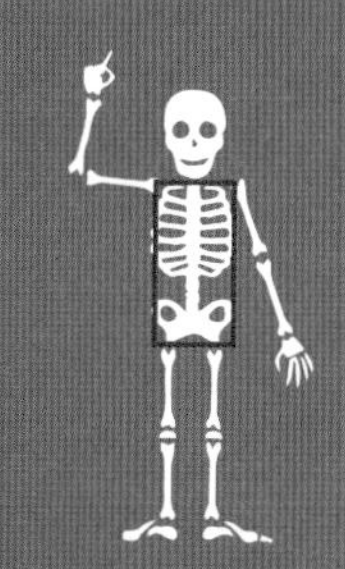

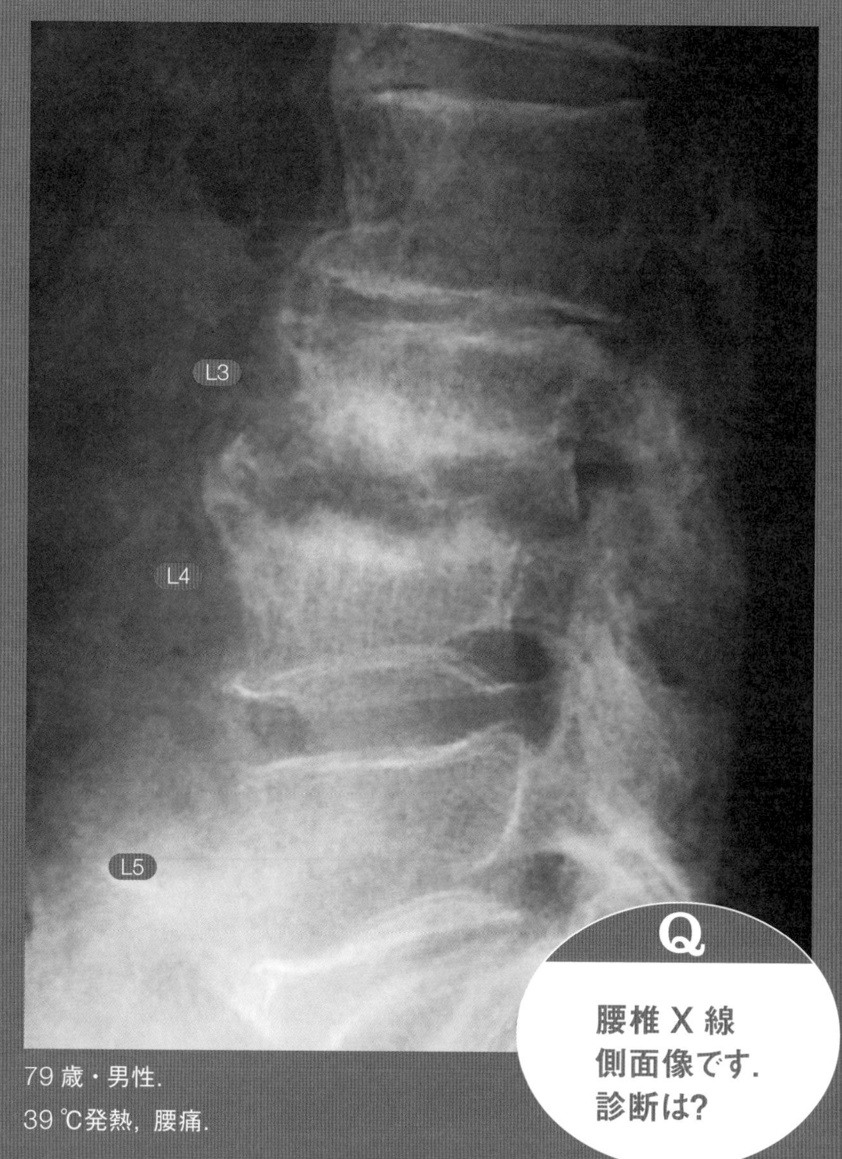

79 歳・男性.
39 ℃発熱，腰痛.

Q

腰椎 X 線側面像です.
診断は?

前頁のX線の診断は，**化膿性脊椎炎**です．まずはL3/4椎間板と，L3とL4の椎体辺縁が破壊されていることに注目してください．

「腰が痛い」と訴える患者は，内科でも少なくないでしょう．本項では，内科で役立つ脊椎X線の読み方として，化膿性脊椎炎と転移性脊椎腫瘍，変形性脊椎症とvacuum phenomenon（髄核の変性）の見極め，また骨粗鬆症の判定について，その目のつけどころを学びます．

化膿性脊椎炎と転移性脊椎腫瘍の違い

化膿性脊椎炎の起炎菌は*Staphylococcus*と*Escherichia coli*が多いのですが，細菌は椎体後方のHahn溝（cleft）（図1）にある動脈を経由して椎体に侵入します．Hahn溝はMRIでわかりますが，時に単純X線でもわかることがあります．

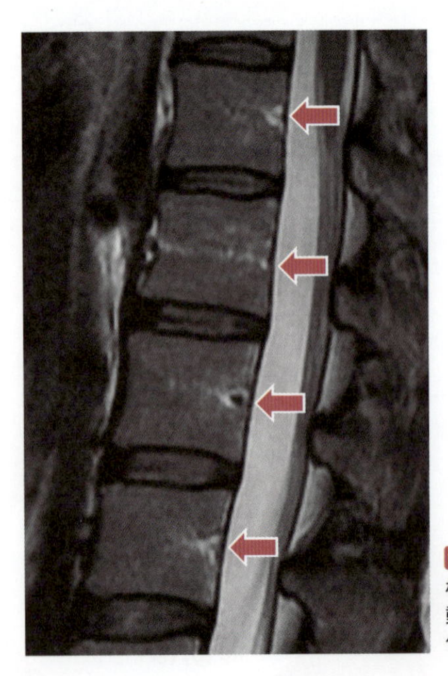

図1 Hahn溝のMRI画像
椎体中心の線状高信号がHahn溝．ここに動脈・静脈があり，血流で細菌が後方から椎体内へ進入する．

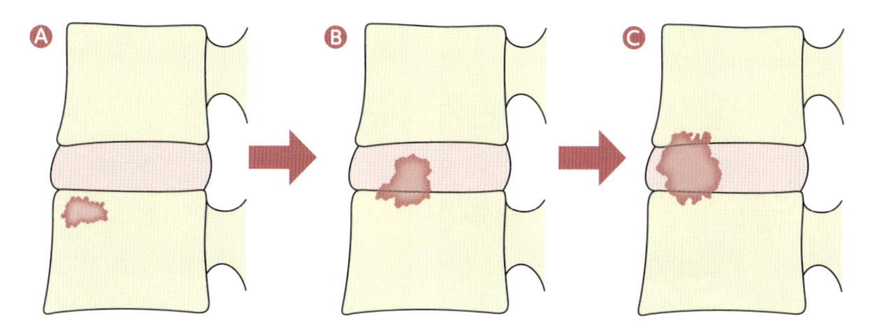

図2 化膿性脊椎炎の機序
細菌は椎体の終末動脈に入り，椎体前方辺縁で止まり，ここで増殖を開始する(Ⓐ)．
蛋白分解酵素で椎間板内に侵入し(Ⓑ)，椎間板を破壊していく(Ⓒ)．

細菌は椎間板をも破壊する

椎体内に入った細菌は，終末動脈に入り，椎体前方の辺縁に至ると増殖を始めます(図2)．細菌は蛋白分解酵素(プロテアーゼ)をもっていますから，椎体辺縁で増殖を始めるとすぐに椎間板内へ穿破し，椎間板の破壊が始まるのです．ですから，化膿性脊椎炎の画像の特徴は「椎間板とその周辺の椎体が破壊されること」なのです[1]．

MRIで見ると，図3のようになります．化膿性脊椎炎の画像診断は，MRIの感度が最も高く役に立ちます．MRIでは，特に硬膜外膿瘍，傍脊柱膿瘍，椎間板膿瘍に注意します．激痛がある時は，**硬膜外膿瘍**を考えます．図3では椎間板内とL4椎体前方に**膿瘍**があることに注意してください．

なお，**結核性脊椎炎**の場合は，より穏やかで椎間板に穿破せず，椎体の前方・後方への排膿が多く，また3椎以上に及ぶことが多いといわれています．ネパールなどでは，まだまだ多い疾患です．

悪性腫瘍は椎間板を破壊できない

一方，**転移性脊椎腫瘍**の場合，悪性腫瘍は椎体内で増殖しますが，椎間板を破壊することは普通ありません(図4)．椎間板には血流がほとんどなく，悪性腫瘍細胞の増殖因子(IGF，TGF-β)などがほとんどない“不毛の地”のため，椎間板では増殖できないのです．すなわち，「椎間板が破壊されるのが化膿性脊椎炎，椎間板が破壊されないのが転移性脊椎腫瘍」と覚

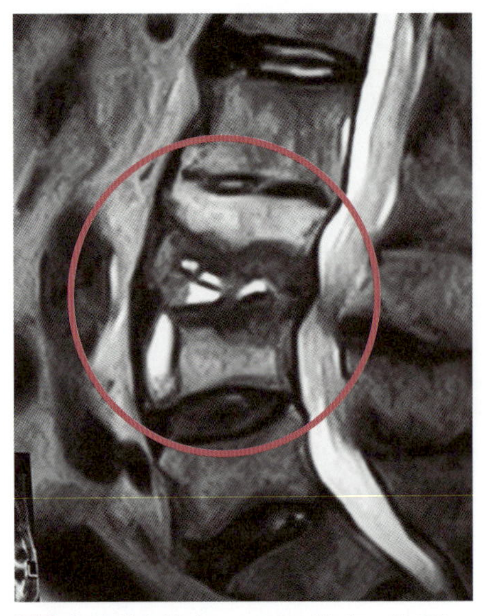

図3 化膿性脊椎炎のMRI画像(T2強調)
椎間板とその周囲の椎体の破壊，高信号の膿も描出されている．椎間板破壊は必発．

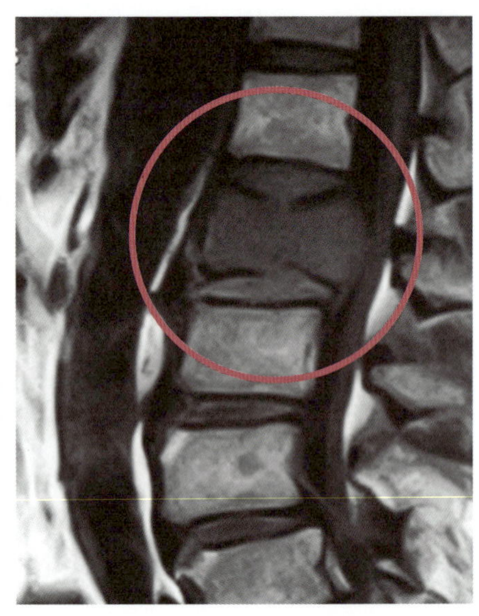

図4 転移性脊椎腫瘍のMRI画像(T1強調)
第2腰椎の食道癌転移．椎間板は侵されない．椎体が後方へ膨らんでいることに注目．

えておきましょう．

また**脊椎圧迫骨折**は普通，MRIでの信号変化が棘突起にまで及びません(体幹の屈曲損傷によるChance骨折を除く)．もし棘突起にも信号変化がある場合は，転移性脊椎腫瘍を考えます．

転移性脊椎腫瘍は椎体後方で始まることが多く，ここからさらに後方へ進展していく場合に疑います．これは，骨盤内臓器からの転移は脊柱管内のBatson静脈叢(弁がない)を介することが多いのですが，椎体静脈は椎体後方で豊富だからです．また図4のように，椎体が後方に膨らむ場合も，転移を疑います．

MRI画像での転移性脊椎腫瘍は，T1が低信号のことが多く，T2はさまざまです．STIRとT1でのGd(ガドリニウム)造影は，高信号に写ることが多いようです．

変形性脊椎症と真空現象の違い

図5は，典型的な**変形性脊椎症**(spondylosis deformans)のX線です．椎間板の厚さが保たれ，また前方に旺盛な**骨棘**ができていることに注目してください．これが，変形性脊椎症の特色なのです．

椎間板は，内部に髄核があり，その外側に線維輪があります．外側の線維輪は椎体とシャーピー線維(Sharpey fibers，線維輪の最外側)で強固に結合しています(図6)．実は，椎体と線維輪は同じ中胚葉由来であり，一方，髄核は内胚葉由来なのです．

髄核の水圧で前方に骨棘が

変形性脊椎症は，このシャーピー線維がまず切れることで始まります．この時，椎間板の髄核が保たれていると，髄核は水分が豊富で水圧をもっているため，椎間板は前方へ突出していきます(図6)．椎体前方には前縦靱帯がありますが，この靱帯は椎体辺縁から数mm離れた椎体前方に付着します．椎間板が前方へ出ると前縦靱帯も前方へ引かれ，これにより前縦靱帯が付着する椎体が牽引されて骨棘ができます．すなわち，変形性脊椎症

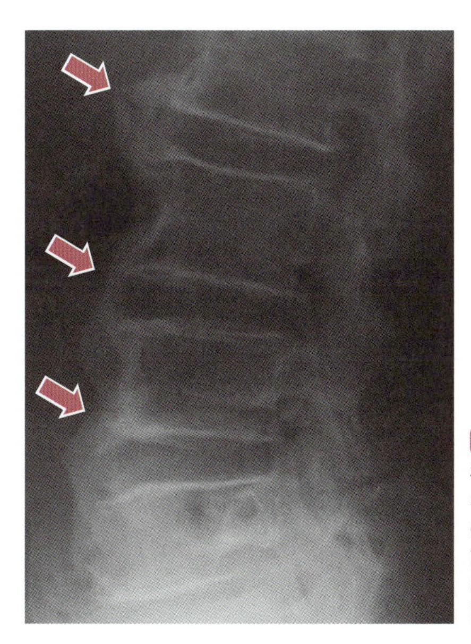

図5 変形性脊椎症のX線側面像
椎間板の厚さが保たれ(髄核が変性していないということ)，前方に骨棘がある．髄核の水圧で前縦靱帯が前方へ押し出される．前縦靱帯は，椎間板から数mm離れたところで椎体に付着しているので，椎体を牽引して骨棘ができる．

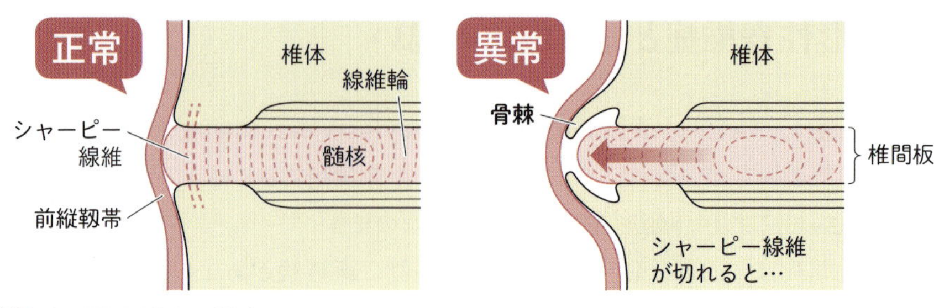

図6 変形性脊椎症の機序
❶ まず線維輪周辺のシャーピー線維が切れると，❷ 髄核の水圧により椎間板が前方へ突出し，前縦靱帯も前方へ出る．❸ 前縦靱帯は椎間板から数 mm 離れた椎体に付着しているため，ここの骨を牽引して「骨棘」ができる．

では，椎間板髄核の水圧により骨棘ができるのです．

ですから，「変形性脊椎症は，椎間板の厚さが保たれ，また前方に骨棘ができるのが特徴」なのです．一方，後縦靱帯は，椎体としっかりした結合がないため，椎体後方には骨棘はできません．

こういうことをわかって図5を見ると，おもしろいでしょ？

ところが髄核が変性すると……

では，図7はいかがでしょうか？ 椎間板には，ガス(N_2 が多い)がみられます．これを**真空現象**(vacuum phenomenon)といいます．これは，椎間板の髄核が変性したものなのです．

髄核は，水分が豊富で水圧があります．これが変性すると水圧がなくなり，椎間板の厚さが大変狭くなります．水圧がなくなるため，椎間板が前縦靱帯を押し出すことがなく，したがって骨棘もできません．

そして，背伸びをしたりすると，椎間板内が陰圧になり，周囲組織から窒素が出てきて図7のような X 線になるのです．この状態を intervertebral osteochondrosis といいます．

みなさん，指の関節をポキッと鳴らしてみましょう．鳴らした直後に手の X 線を撮ると，関節内に同様のガスがみられるのです．ポキッと鳴ったあと 15〜20 分は，音を鳴らすことができません．ガスは徐々に周囲に吸収されていきます．完全にガスが吸収されたあとは，またポキッと鳴らすことができます．

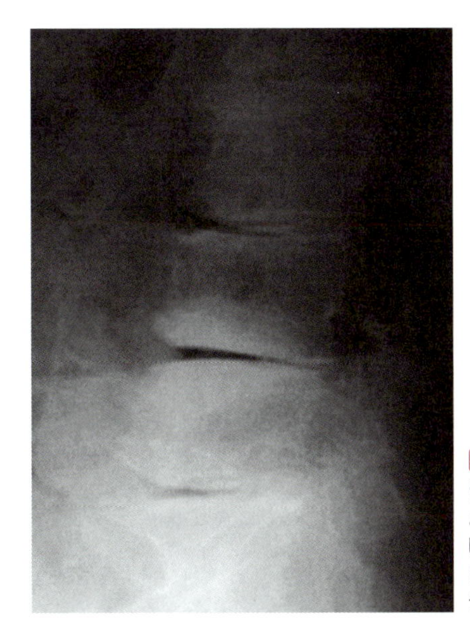

図7 真空現象のX線側面像
髄核の変性. 椎間板が狭くなり, 中にガスがある. 髄核による前縦靱帯の前方への押し出しがないので, 骨棘は目立たない. こういう状態を intervertebral osteochondrosis という.

骨粗鬆症の判定

椎体には, 縦と横の骨梁があります. **骨粗鬆症**が進行すると, 横の骨梁が消失していきます. 縦の骨梁は体重を支えるのに重要なので残りますが, さらに骨減少が進行すると, 縦の骨梁も数が減り, その代わり1つひとつの縦の骨梁が太くなります. ですから, 図8のように縦の骨梁が目立つようなら, 骨粗鬆症の進行を考えます. 骨粗鬆症の治療は骨密度測定とWHOのFRAXの点数の2つから決めます.

脊椎圧迫骨折

胸椎, 腰椎は上から下にいくにつれて, 徐々に大きくなるものです. ですから上の椎体に比べ小さかったら**脊椎圧迫骨折**の存在を疑います. ただし第5腰椎は第4腰椎に比べ, 少し小さなことが多いです.

また脊椎前縁が不整な場合は, **新鮮骨折**を疑います(図9). **陳旧性骨折**の場合はremodelingされてスムーズなことが多いのです(図10).

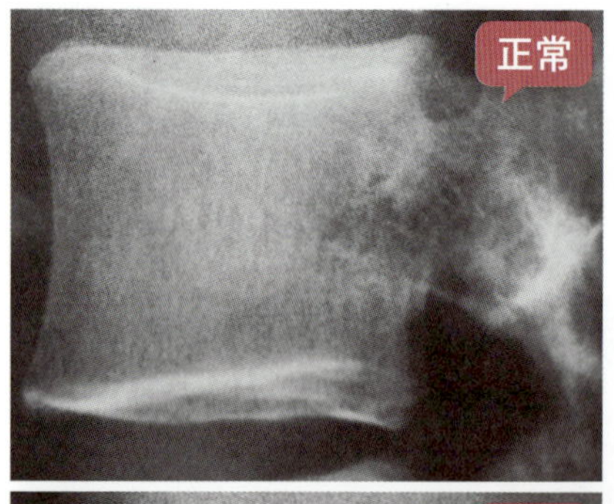

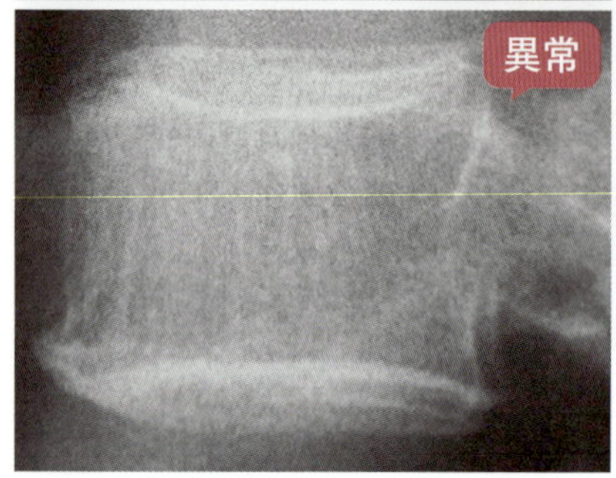

図8 正常と骨粗鬆症の椎体
骨粗鬆症が進行すると，横の骨梁が減る．縦の骨梁は減少するが，骨が付加してその幅が広がり，下図のように縦の骨梁が目立つ．すなわち，構造の維持に重要な骨梁が最後まで残る．椎体で縦の骨梁が目立っていたら，骨粗鬆症を考える．

MRI の見方は「いちころ」を覚える

椎体が確実に新鮮骨折であるかどうかは MRI でないとわかりません．「いちころ」を覚えておけば，整形の MRI はほぼすべて読めます．

MRI は H^+（プロトン）の濃度を見ています．H^+が多いのは水（H_2O）と脂肪（CH_3—）です．MRI で水は T1 で黒く見えます．髄液は水ですから，髄液が黒く写っていれば T1 強調画像とわかります．水は「T1 で黒」，つまり「一で黒」→「いちくろ」→「いちころ」と覚えます．T2 で水は反対に白く写ります．

MRI で最低限覚えるべきは「病変は普通 T2 でハイ」になること，「整形でよく使う STIR は水と脂肪は似ているので脂肪を消去」していること，「脳 MRI で使う FLAIR は水だけ黒くする」ことくらいでしょうか．

図11 をご覧ください．骨折すると椎体は水っぽくなるので，左の T1 画像（髄液が黒い）で椎体は黒っぽくなります．逆に右の T2 画像（髄液が白い）

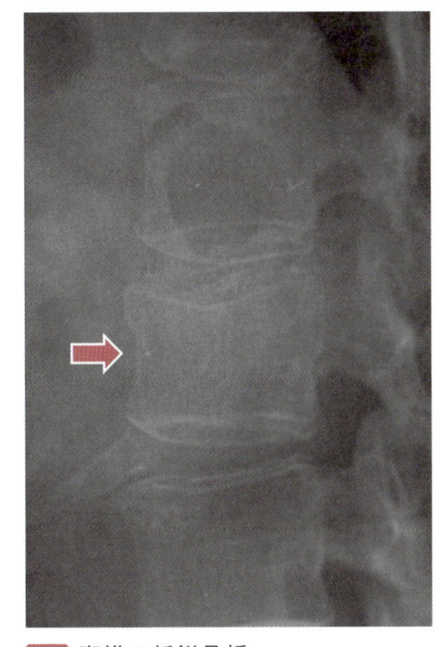

図9 脊椎の新鮮骨折
椎体前縁が不整な場合は新鮮骨折のことが多い．

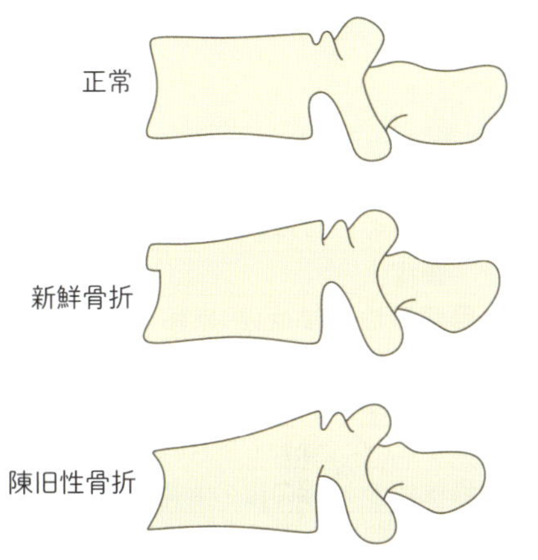

図10 正常，新鮮骨折，陳旧性骨折の椎体

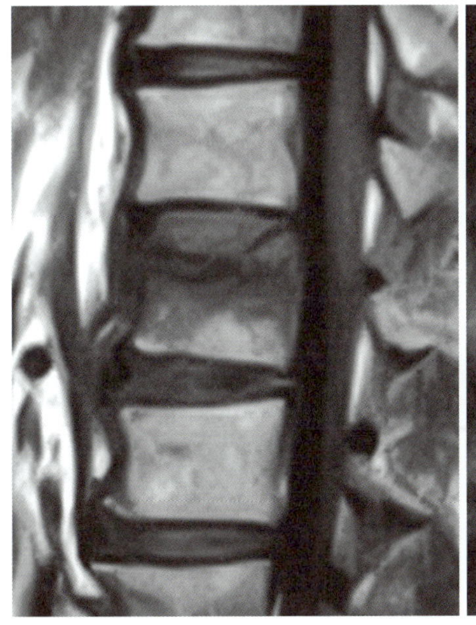

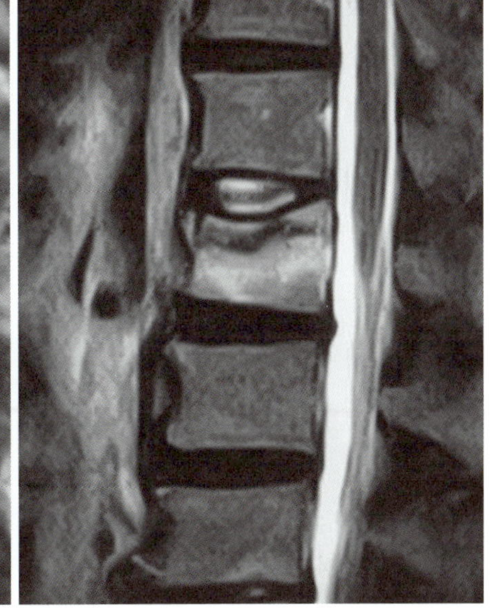

図11 MRIは「いちころ」で
左はT1（髄液が黒い），骨折すると骨は水っぽくなるので黒くなる．右はT2（髄液が白い），骨折も白くなる．

では白っぽくなります．さらにSTIR画像（脂肪抑制）で椎体骨折はさらに白く写ります．

もし椎体が骨折していても，濃度が周囲椎体と同じなら陳旧性骨折です．高齢者では椎体は脂肪髄になっているので脂肪濃度に近いのです．

怒涛の反復

❶椎間板が破壊されるのが**化膿性脊椎炎**，破壊されないのが**転移性脊椎腫瘍**．

❷**変形性脊椎症**（線維輪の変性）は，椎間板の厚さが保たれ，また前方に**骨棘**ができるのが特徴．一方，**真空現象**（髄核の変性）では，髄核の水圧が失われるため，椎間板の厚さが大変狭くなり，前縦靱帯を押し出すことなく骨棘もできない．

❸椎体のX線で縦の骨梁が目立っていたら，**骨粗鬆症**の進行を考える．

❹椎体前縁が不整な時は新鮮骨折を考える．陳旧性骨折は前縁がスムーズなことが多い．

文献

1) Resnick D, Niwayama G : Diagnosis of bone and joint disorders. Saunders, 1987.

SPECIAL LECTURE

腰椎穿刺の極意

数千回も腰椎穿刺をやっていると「失敗しない重要チェックポイント」がわかってきます．方法が解剖学的に理に適っていれば，穿刺は成功するのです．

①体位は思い切り丸め，腰部と肩甲骨部はともに床に垂直！

まず何よりも重要なのは体位です．患者を横にして，猫のように思い切り体を丸めさせます（図1）．これにより棘突起間が開きます．

図2は穿刺に非常に苦労した例です．なぜ困難だったのか不思議に思い，術後，腰椎側面X線を撮ってみたところ，この方は棘突起が大変大きく，棘突起間が極めて狭いことがわかりました．棘突起の大きさは個人差が大きいのです．したがって，思い切り体を丸めて棘突起間を開くことが，何よりも重要です．

そしてもう1つ重要なのは，腰部と肩甲骨部をともに床に垂直にすることです（図3）．よくあるのは，腰部は垂直なのに肩甲骨部が前方に倒れることです（図4）．こうなると脊椎に回旋が加わり，失敗率が高くなります．

この2点（体を思い切り丸める，腰部と肩甲骨部はともに床に垂直）は，決して妥協してはなりません！

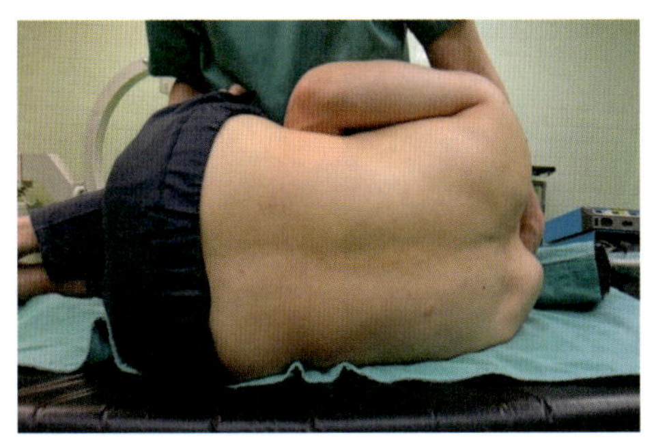

図1 腰椎穿刺の体位
猫のようにできる限り丸くさせる．

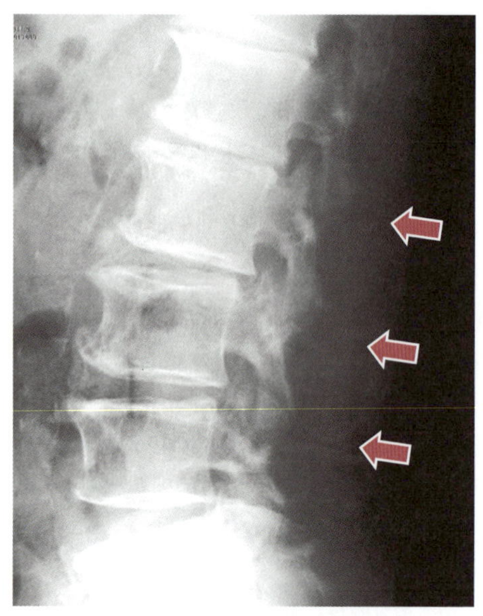

図2　腰椎麻酔に非常に苦労した例

なぜ困難だったのかと思い，術後，腰椎側面X線を撮った．棘突起が大きく，棘突起間が非常に狭い．棘突起の大きさは個人差が大きいことを知った．だから体位を思い切り丸くして棘突起間を開かなければならない．

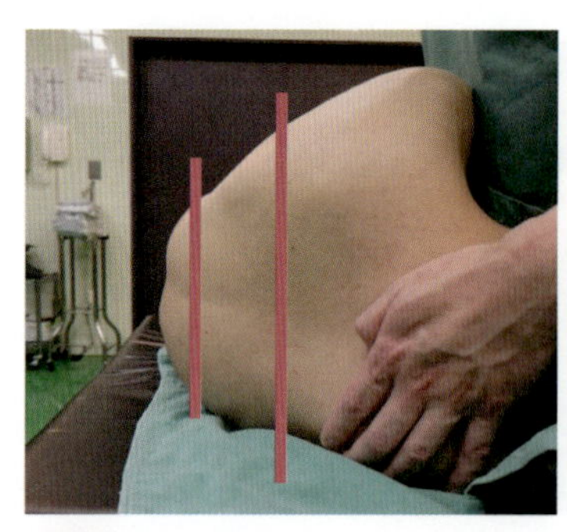

図3　正しい体位

腰部，肩甲骨部ともに床に垂直にする．

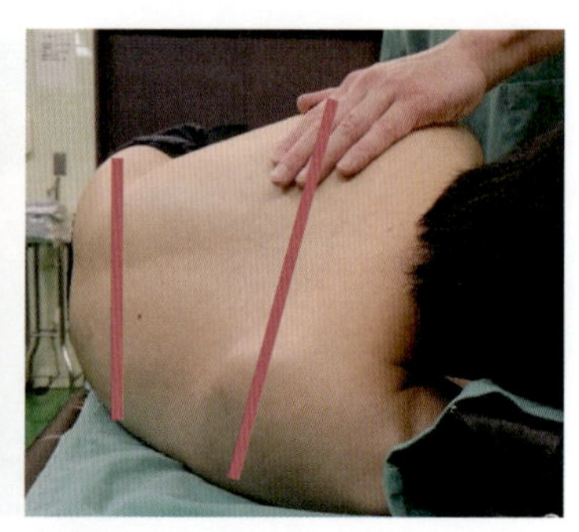

図4　誤った体位

こうなると脊椎が横に回旋する．

②棘突起を確実に母指でとらえ，母指のど真ん中で針を刺す
床に水平，やや頭側に傾ける

次に重要なのは，棘突起を確実に指でとらえることです（図5a）．棘突起を確実にとらえない限り穿刺は成功しません．

肥満者では棘突起を触りにくいのですが，この場合は自分の親指を上下（天井・床）方向に動かし脂肪をどかすと，棘突起の大体の幅を指に感じることができます（図5b）．

棘突起の幅がわかったら親指のど真ん中に棘突起をもってきて（図5c），この親指のど真ん中を目印として針を刺します（図5d）．

棘突起は頭尾方向に傾く（図5e）ので，針は少し頭側に向けて刺します（図5d）．また目は針と同じ高さにします（図5f）．針を上から見下ろすと，針が床と水平になっているかわかりません．

なお椎弓間が最も広いのはL5/S1で一番刺入しやすいですが，高齢で脊柱管狭窄症があるとdry tap（髄液吸引不能）のことも多いです．これは，脊柱管狭窄症は腰椎下位で多いからです．

●応用その1：変形性脊椎症　lateral approach

さて問題は，棘突起間の棘間靱帯が骨化していたり，椎間板変性で棘突起間のスペースがない時です．この場合は棘突起間から刺入することはあきらめ，lateral approachで行います．棘突起中心から3〜5 mm離せば十分であり（1 cmも離してはいけない），中心に向かい斜めに入れます．棘突起側面をかするようにして，天井方向に斜め15°くらいで入れるとよいでしょう．

●応用その2：側彎症　棘突起は凸の側と反対側に傾く

側彎症がある時は，腰椎正面X線をよく見ておきます．側彎が凸の側に肋骨隆起（rib hump）あるいは腰部隆起（lumbar hump）がありますが，凸の側と反対側に棘突起が傾きます（図6）．側彎は椎体の回転も伴うからです．したがって，棘突起を触れたら側彎が凸の側に針を少し傾けると入りやすいのです．

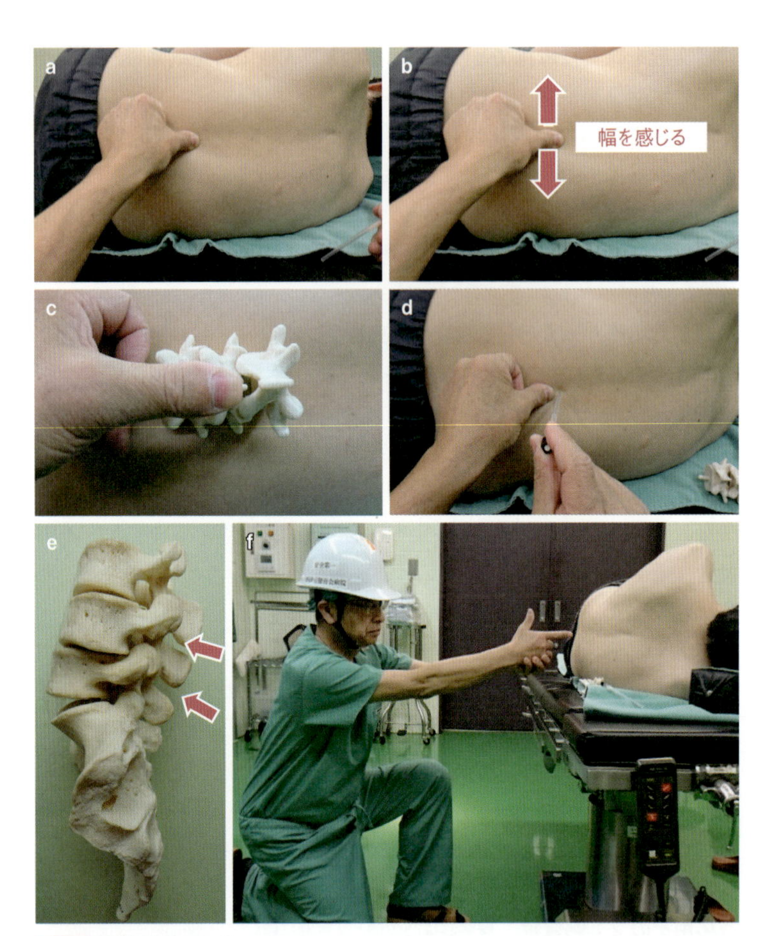

図5 腰椎穿刺のポイント

a：棘突起を確実に親指でとらえる.
b：肥満者では親指を上下（天井・床）方向に動かし，棘突起の幅を指で感じる.
c：棘突起の幅を感じたら親指のど真ん中にもってくる. 以後，決してこの親指を離してはいけない. この親指先端の中点が刺入点のメルクマールである. これを1，2 mm ずれただけで入りにくくなる.
d：親指のど真ん中が針の刺入点である. また棘突起は頭尾方向に傾いているので，少し頭側に向けたほうがよい.
e：棘突起は頭尾方向に傾くので，針は少し頭側に傾けて刺入する.
f：目は針と同じ高さにする. 針を上から見下ろすと針が床に水平に入るのがわからない（なお，実際にはオペ室でヘルメットは不要）.

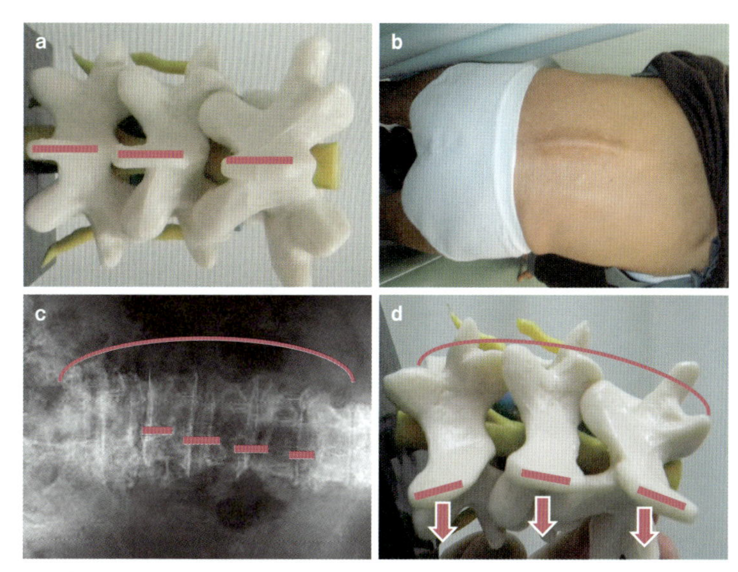

図6 側彎症の腰椎穿刺のポイント

a：正常な棘突起は正中にある.

b：側彎があると棘突起は側彎の凸側と反対側に傾く.

c：上に凸の側彎がある時，棘突起の位置は下にずれている．これは d のように側彎の凸側と反対側に椎体が回旋していることを意味する．すなわち針は側彎の凸側に少し傾けたほうが硬膜内に入りやすい.

d：側彎があると側彎の凸側と反対に棘突起は傾く．だから針を側彎凸の天井側に傾けたほうが入りやすい.

腰椎穿刺の極意

❶背骨はできるかぎり丸く，腰部・肩甲骨部はともに床に垂直.

❷棘突起を必ず親指で確実にとらえ，親指中心にもってくる.

❸親指の中心で床に水平に針を刺入，針は頭側に少し傾ける.

❹側彎がある時は針を凸側に少し傾ける.

股関節①骨折編

"大腿骨骨折音頭"を踊ってみよう♪

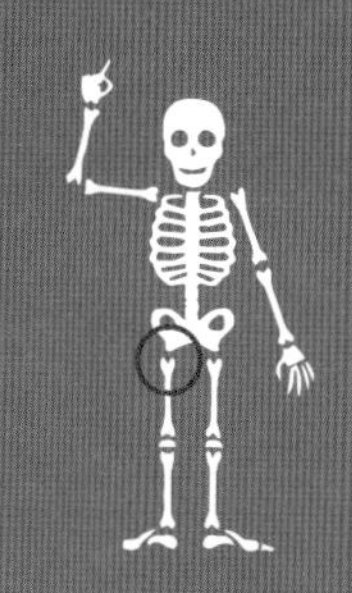

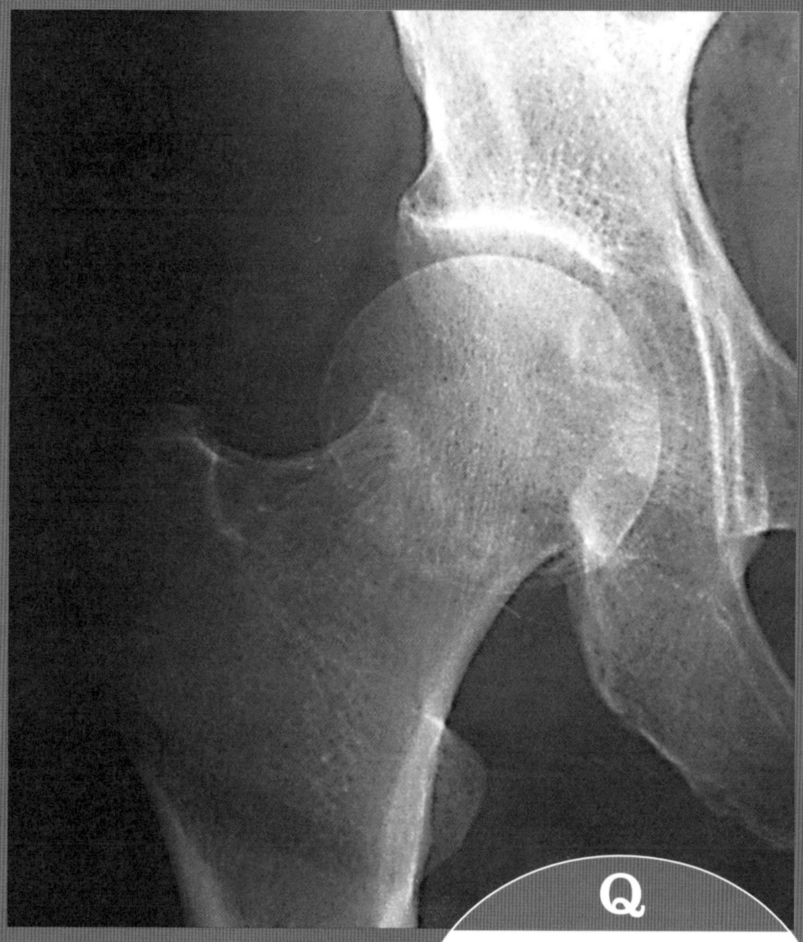

75歳・女性

Q

転倒後の右股関節痛.
歩行は可能. 診断は?

前頁のX線の診断は**大腿骨頸部骨折**(Garden 1型)で，見逃されることが多い骨折です．骨折線がよく見えず，転位が少ないので，正常と見誤りやすいのです．

大腿骨近位部骨折は，特に発語ができないような高齢者で見過ごしがちです．寝たきりの高齢者で突然38℃くらいの発熱が2〜3日起こった場合，大腿骨近位部骨折の可能性があります．おむつ交換で股関節を開いた程度の外力でも，骨折は起こるのです．私たちも，この程度の外力で骨が折れるとは考えもしませんから，大腿骨近位部骨折など思いつかないのです．私自身，1週間ほど経ってやっと診断できたことが数回ありました．そこで本項では，股関節の骨折にまつわるX線の読み方を伝授します．

大腿骨骨折

“大腿骨骨折音頭”

大腿骨骨折が起こると，図1のように下肢の外旋・短縮が起こることが多いのです．

みなさん，図2のポーズをしてみてください．これを“大腿骨骨折音頭”といいます*1．「大腿骨骨折は外旋・短縮！」と，体で覚えておくのです．

往診や訪問診療で，鼠径部を痛がるお年寄りが寝ていたら，外旋・短縮を探してください．

聴診でも診断できる

また，聴診で大腿骨骨折を診断することもできます．聴診器を恥骨結合に当てて膝蓋骨を指で叩くと，骨折側の音が小さく聴こえます(まあ，当たり前だけど)．同じ方法で尿閉もわかります．恥骨結合に聴診器を当て指で腹を下へ叩いてくると膀胱拡大部で音が変わります．

*1　股関節脱臼では，逆に股関節の屈曲・内転がみられる．これを“股関節脱臼音頭”として覚えておこう．

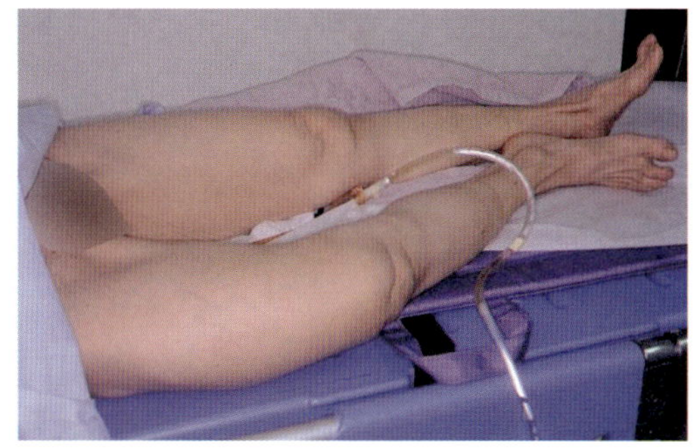

図1 右大腿骨骨幹部骨折
右下肢が外旋し，踵の位置を見ると左側に比し短縮している．このように，大腿骨骨折では外旋・短縮を起こす＊2．

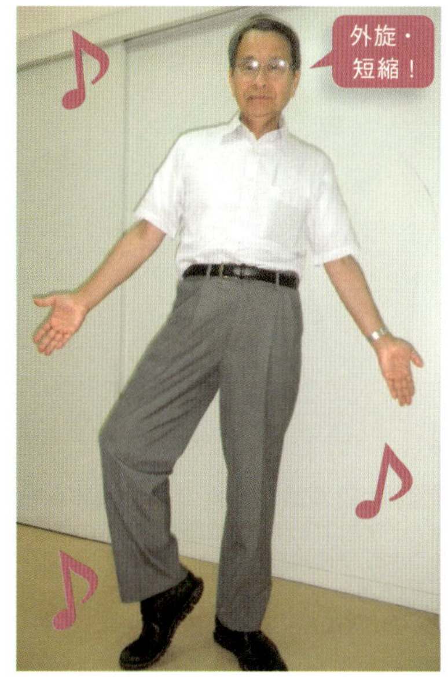

図2 大腿骨骨折音頭
右大腿骨骨折では，右下肢が外旋・短縮する．

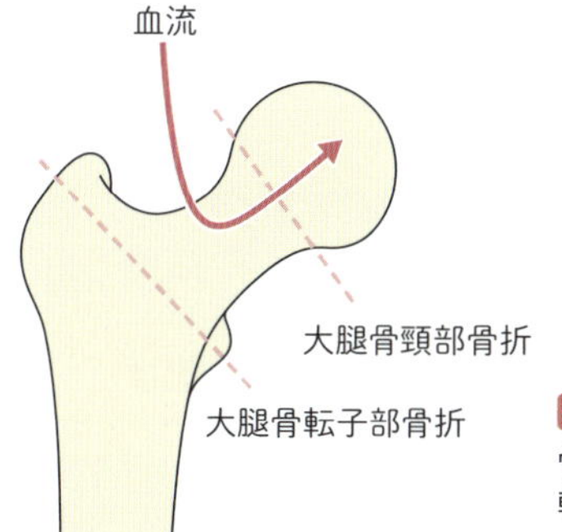

図3 骨頭血流と大腿骨近位部骨折
骨頭血流は頸部から入るので，大腿骨転子部骨折では血流は保たれる．一方，大腿骨頸部骨折で骨頭が転位していると，骨頭への血流はない．

大腿骨近位部骨折

頸部か，転子部か

大腿骨近位部骨折は，図3のように大腿骨頸部骨折と大腿骨転子部骨折に分けられます．

骨頭血流は，外側/内側大腿回旋動脈から大腿骨頸部に入り骨頭に至ります．ですから，図3からもわかるように，**大腿骨転子部骨折**では骨頭の血

＊2 救急救命士への講義で，この写真を見せて「何か気づくことは？」と聞いたら，「パンツをはいていない」という返事だった．私が採点官だったら，文句なく満点を与える．

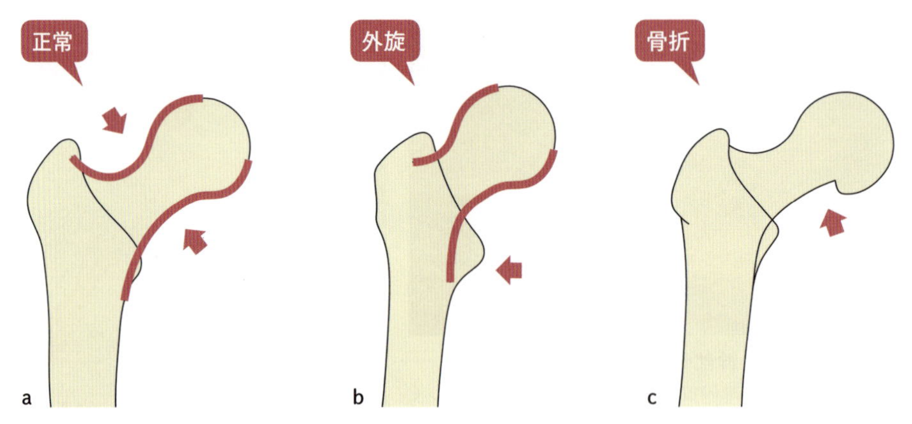

図4 大腿骨頸部骨折のX線読影の指針
a：正常股関節では，上下になだらかなS字がみられる(➡).
b：小転子の飛び出し(➡)が大きい時は，外旋していることを意味する．上の「S」は寸詰まりになる(短くなる).
c：「S」が乱れていたら(➡)，骨折である.

流は保たれており，手術ではそのまま骨を接合すればよいのです.

一方，**大腿骨頸部骨折**の場合，骨頭が転位していれば骨頭への血流はありませんから，骨頭を切除し人工骨頭に換えることになります.

大腿骨頸部骨折

X線での骨折の診断は簡単です．骨の**皮質**を追いかけていけばよいのです．皮質が途切れたところが骨折です．しかし，特に大腿骨頸部骨折では，それがわかりにくいことも多いのです.

正常な大腿骨骨頭では，骨頭から頸部にかけて，上も下もなだらかな“S字”になります(図4, 5)．このS字が乱れていたら，骨折を考えるのです(図4．冒頭p93のX線を再度ご覧ください)．大腿骨が骨折すると下肢は外旋することが多く，この時，上のSは“寸詰まり”になります(図4, 6).

大腿骨頸部骨折には，**Garden分類**があります．図7のように，簡単な分類です．1型・2型では，患者は痛くても歩けることがあります．しかし，歩いているうちに3型・4型になって，歩行不能となるのです.

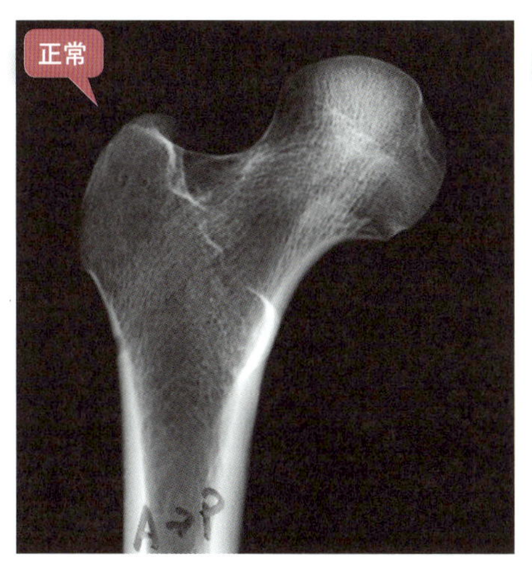

図5 正常な大腿骨骨頭（大腿骨標本）
骨頭から頸部にかけて，上も下もなだらかなＳ字になっていることに注目．小転子は飛び出していない．

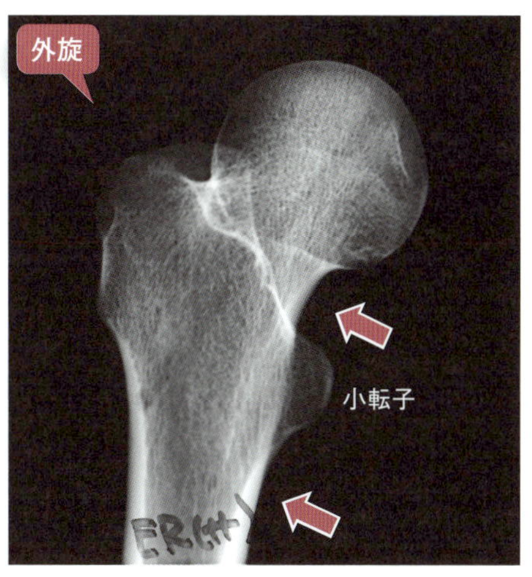

図6 正常な大腿骨骨頭の外旋位（大腿骨標本）
下肢が強く外旋すると，上の「S」は寸詰まりになる．小転子が飛び出していることに注意．内側皮質骨（➡）は，外旋すると小転子の部分で途切れるが，同じ延長上にある．

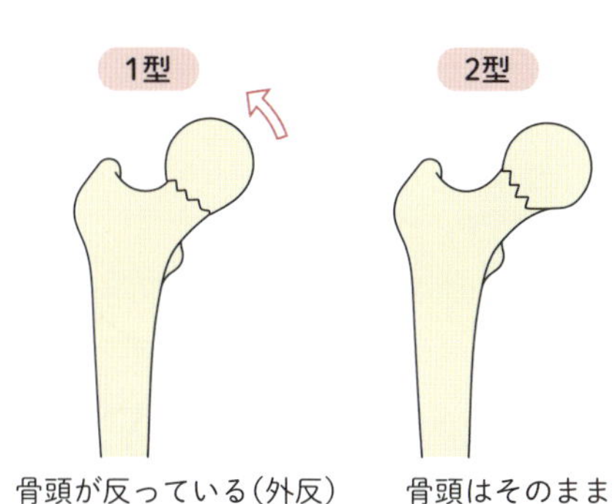

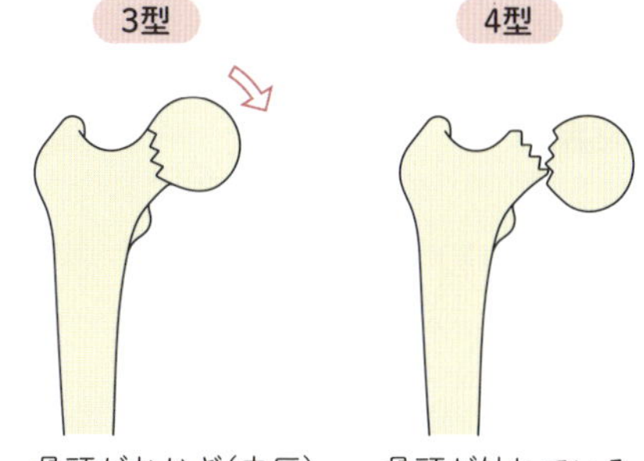

図7 大腿骨頸部骨折の Garden 分類

大腿骨転子部骨折

一方，図8は大腿骨転子部骨折です．骨折がどこかわかりますか？

図9をご覧ください．正常な大腿骨内側皮質骨は，頸部と骨幹部で**同一線上**にあります．股関節が外旋すると，小転子の部分で皮質骨が途切れますが，それでも同じ延長線上にあります．

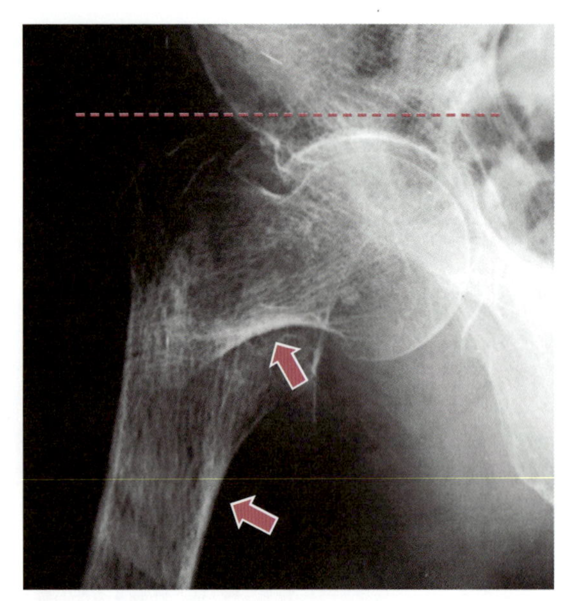

図8 大腿骨転子部骨折のX線正面像
内側皮質骨が，近位と遠位で同じ延長線上にない(➡)ことに注目．また，大転子と骨頭の高さに差がないことに注意．

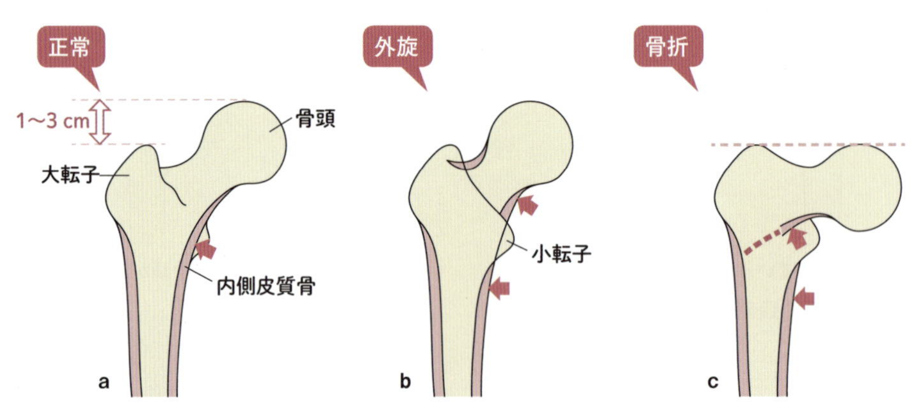

図9 大腿骨転子部骨折のX線読影の指針
a：正常では，骨頭と大転子の高さに1～3 cmの差がある．内側皮質骨は連続している．
b：下肢が外旋すると，内側皮質骨は小転子の部分で途切れるが，同じ延長線上にある．
c：大腿骨転子部骨折では，内側皮質骨が同一線上にない．また，骨頭と大転子の高さに差がない．

もし，内側皮質骨が同じ延長線上になければ，大腿骨転子部骨折を考えます．また，骨頭と大転子の高さは通常 1～3 cm の差があります．大転子と骨頭の高さに差がなければ，やはり大腿骨転子部骨折を疑います．

怒涛の反復

❶大腿骨骨折は下肢の**外旋・短縮**を起こす．

❷大腿骨骨頭から頸部にかけて，上も下もなだらかな **S 字**であることを確認せよ．S 字が乱れていたら，**大腿骨頸部骨折**である．

❸大腿骨頸部から骨幹部にかけて，内側皮質骨が**同一線上**にあることを確認せよ．同じ延長線上になければ，**大腿骨転子部骨折**である．

❹寝たきり高齢者の不明熱は，**大腿骨近位部骨折**も考える．

❺聴診器で大腿骨骨折がわかる．

Q7 バイクで転倒し受診．診断は?

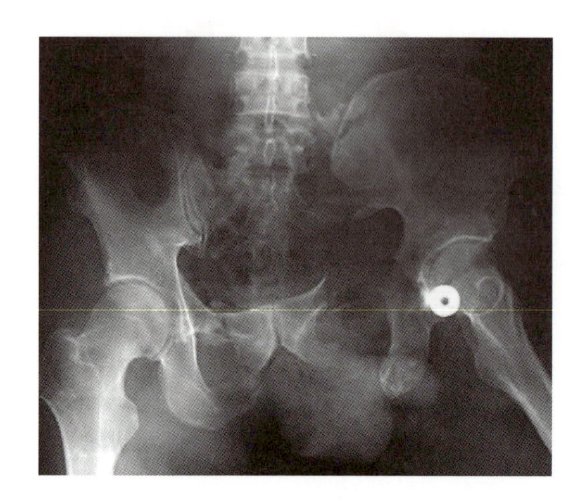

Q8 股関節の痛みで受診．診断は?

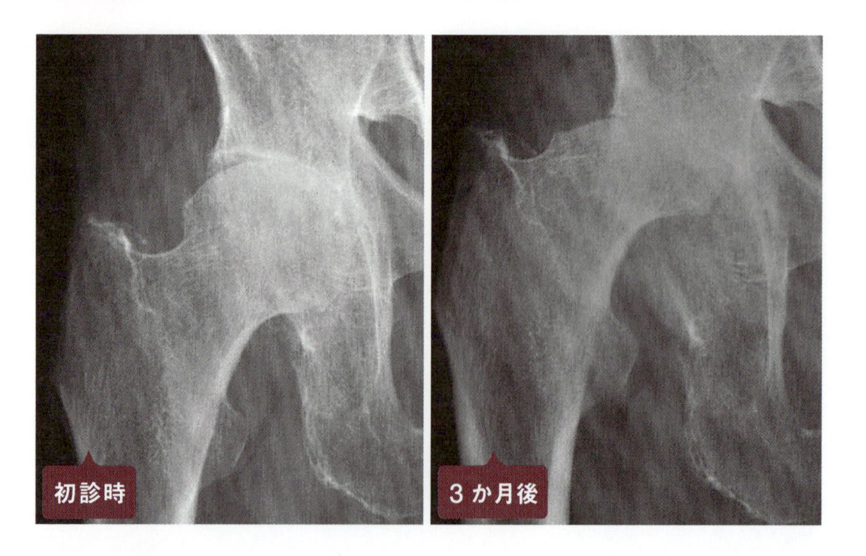

解答は p148

知識を増やして股関節を読もう！

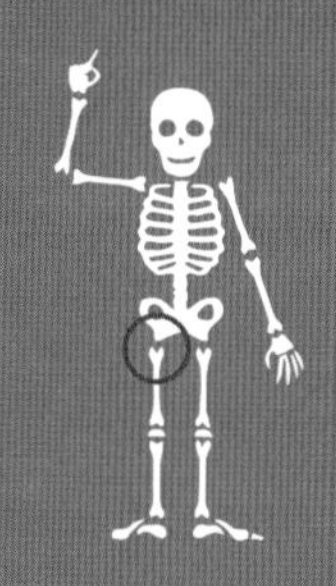

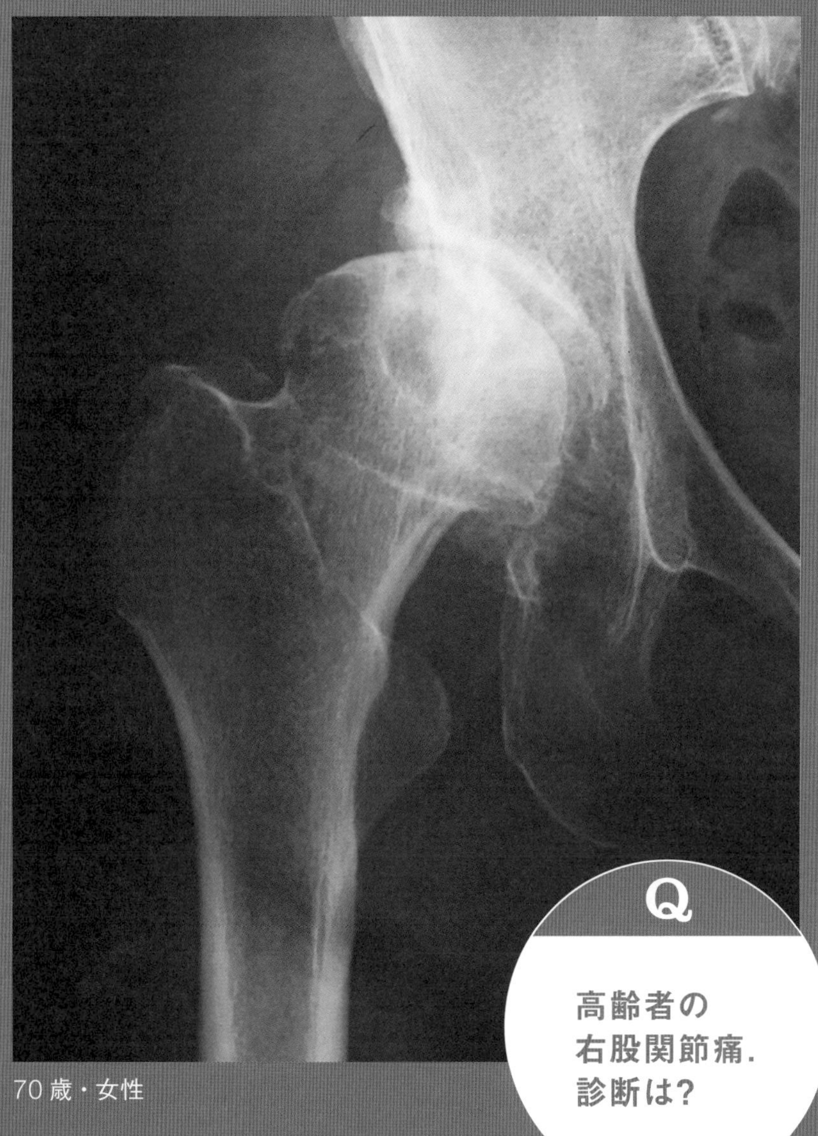

70 歳・女性

Q

高齢者の右股関節痛．診断は?

前項では，股関節のX線の読み方のうち骨折を扱いました．股関節のX線から読みとれる病変は，他にも多くあります．本項では変形性股関節症，関節リウマチ，股関節液の貯留，大腿骨頭壊死，骨粗鬆症のX線読影における目のつけどころを伝授します．たったこれだけの知識で，こんなにいろいろなことがわかるのか！と，目から鱗が落ちるはずです．

変形性股関節症（OA）と関節リウマチ（RA）

前頁のX線の診断は，変形性股関節症（osteoarthritis：OA），また臼蓋形成不全（骨頭に対する臼蓋の“ひさし”が足りない）です（図1）．

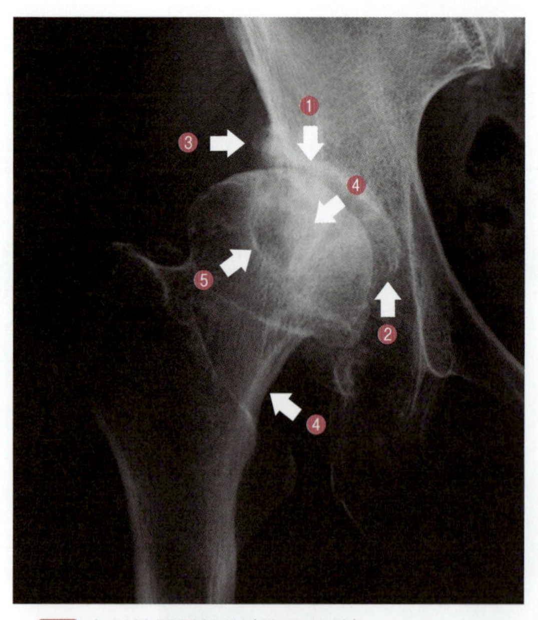

図1 変形性股関節症（前頁X線）
❶骨頭上方（荷重部）のみ関節裂隙が狭小化し，❷内側関節裂隙は保たれる．❸臼蓋（ひさし）が足りない．骨頭内と頸部内側に❹骨硬化像，骨頭内に❺骨嚢胞あり．

OA は荷重部のみ裂隙が狭小化し，骨増殖性変化あり

このように変形性股関節症の特徴は，荷重部(上方外側)の関節裂隙の狭小化と，骨の増殖性変化，つまり骨硬化像(白くなる)や骨棘にあります．特に骨頭に対する臼蓋の被覆，つまり臼蓋(屋根)の“ひさし”が少なかったりすると(臼蓋形成不全)，単位面積あたりの荷重量が増えます．また，冒頭(➡ p101)の症例では，骨頭内に嚢胞(cyst)も形成されています．関節内圧上昇により，関節液が骨頭内部に入り込むのです．体重のかからない内側の関節裂隙は保たれていることに注意してください．

RA は一様に裂隙が狭く，骨増殖性変化なし

続いて，図2を見てください．これは**関節リウマチ**(rheumatoid arthritis：RA)が高度に進行したものです．骨頭の臼蓋への**中心性脱臼**(acetabular protrusion)が見られます．骨頭と，極めて薄くなった臼蓋(骨頭の上の屋根)が，共に骨盤内に入り込んでいます*.

①**関節裂隙が一様に狭く**，また②**骨増殖性変化**(骨棘・骨硬化像)**がなく**，③ osteoporotic(骨が薄い)**であること**がわかると思います．変形性股

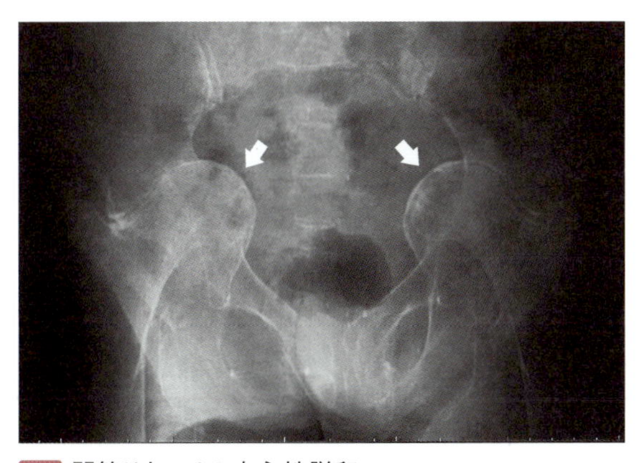

図2 関節リウマチの中心性脱臼
骨頭と極めて薄くなった臼蓋が，共に骨盤内に入り込んでいる(⇨)．臼蓋と骨頭の間の関節裂隙が一様に狭く(concentric narrowing)，骨棘がなく osteoporotic で，骨硬化などがない(正常な左股関節 X 線像である図3と比較してみてください)．

*最近は生物学的製剤の使用もあり，ここまでひどい関節リウマチをみることは少なくなりました．

表1 変形性股関節症と股の関節リウマチの違い

	関節裂隙	骨棘，骨硬化像	骨粗鬆症(骨が薄い)
変形性股関節症	荷重部のみ狭小化	あり	なし
関節リウマチ	全体に狭い	なし	あり

関節症と違い，関節リウマチでは関節裂隙が一様に狭くなることが多いのです．これを concentric narrowing といいます．

また，関節リウマチでは，滑膜の炎症による血流増加のため脱灰が進んで osteoporotic であり，骨の増殖性変化(骨棘・骨硬化像)は原則としてありません．

OA と RA の違い

まとめると，変形性股関節症では，股関節上方の荷重部が狭くなり，骨増殖性変化があります．一方，関節リウマチでは，股関節裂隙が一様に狭くなり，かつ骨棘がなく osteoporotic であるのが鑑別点です(**表1**)．

股関節液の貯留

X 線で，**股関節液の貯留**もわかります．**図3**はウイルス性と思われる股関節炎で，右股関節に液貯留が起こったものです．

この異常は，骨だけ見ているとなかなか気がつきません．X 線は，骨だけでなく**軟部組織**にも注目してほしいのです．

腸腰筋と中殿筋の幅

左右の大腿骨頸部の内側に見える**腸腰筋の幅**に注目してください(**図3, 4**)．**図3**右側の腸腰筋の幅が広いことに気づきます．これは関節液貯留により，腸腰筋が内側へ押し出されたものです．一方，大転子に付着する**中殿筋**は，外側に転位しています．これも，関節液によるものです．

関節液の確認は，エコーで行います．関節軟骨も水と同様に黒く映りますが，水ならプローブで圧迫すると変形するので鑑別できます．

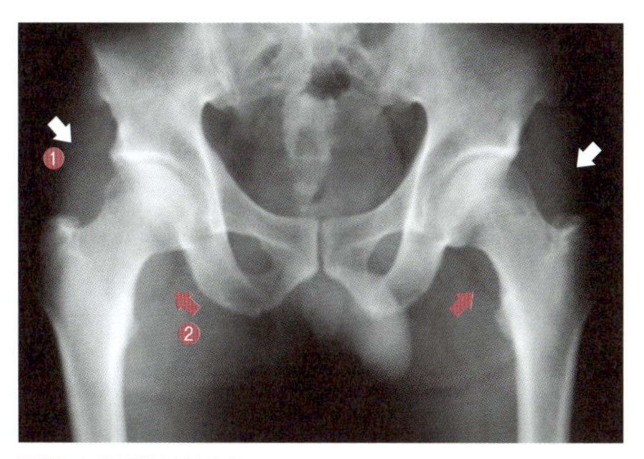

図3 右股関節液貯留
➡が腸腰筋，⇨が中殿筋．右側は❶iliopsoas signと❷gluteus medius signがみられ，関節液が貯留していることがわかる．

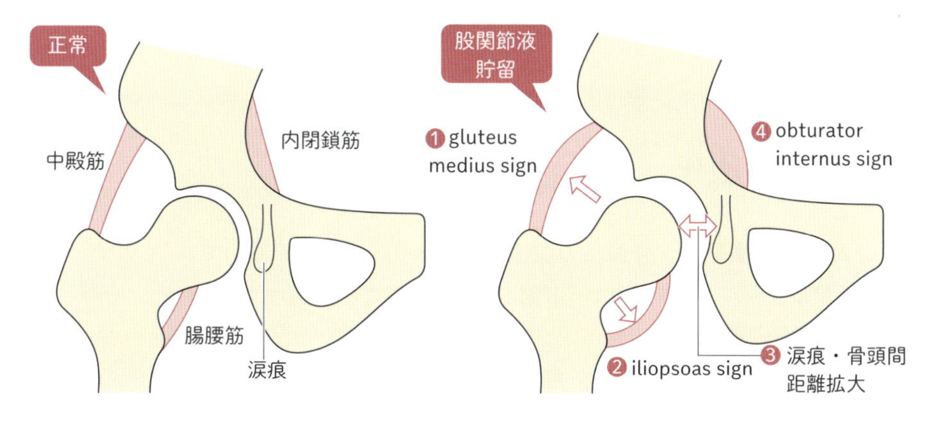

図4 股関節液貯留と腸腰筋/中殿筋サイン
股関節液が貯留すると，中殿筋は外へ(❶gluteus medius sign)，腸腰筋は内側へ(❷iliopsoas sign)，涙痕・骨頭間距離は拡大する(❸)．炎症があれば，骨盤内の内閉鎖筋が膨隆する(❹obturator internus sign)．

涙痕と骨頭間の距離

図5は，左股関節脱臼整復後に関節液が貯留したものです．骨頭の内側の臼蓋に“涙”のように見える部分があり，**涙痕**といいます．この涙痕と骨頭間距離の拡大も，関節液貯留の所見です．

関節液の鑑別が必要な時はエコー下に穿刺します．

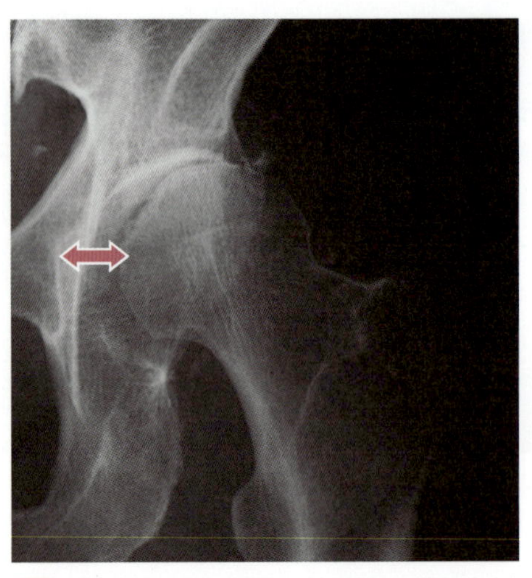

図5 股関節液貯留(涙痕・骨頭間距離の拡大)
この症例では股関節に 25 mL の液貯留があった.

大腿骨頭壊死

大腿骨頭壊死は，骨頭への血流減少により，骨頭が自壊していくものです．アルコール多飲やステロイド剤が契機となることがあります．

初期は骨頭直下の空隙を丹念に探せ

大腿骨頭壊死は，図6のように骨頭下のわずかな黒い空隙から始まることがあります．しかし，この時には，壊死はかなり進行しているのです．股関節痛のある場合は，骨頭直下を丹念に探してください．図7のように骨頭の破壊が進行すれば，一見して明らかです．治療は骨切り術，人工骨頭置換などです．

小児で起こる大腿骨頭壊死を Perthes 病(Legg-Calvé-Perthes disease)といいます．Perthes 病の場合は，壊死した骨が吸収されリモデリングが進行すると，図8のような**扁平骨頭**(coxa plana，mushroom deformity)になることがあります．一時的に炎症を起こして疼痛が強い時は入院して下肢牽引することがあります．ある程度成長してから骨切り術を行うことがあります．

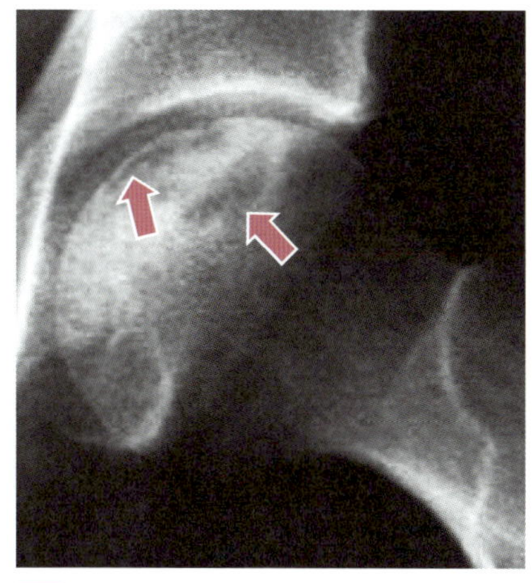

図6 大腿骨頭壊死
骨頭直下の黒い空隙に注意．臼蓋側の変化はない．この時期（初期）の見逃しが多い．

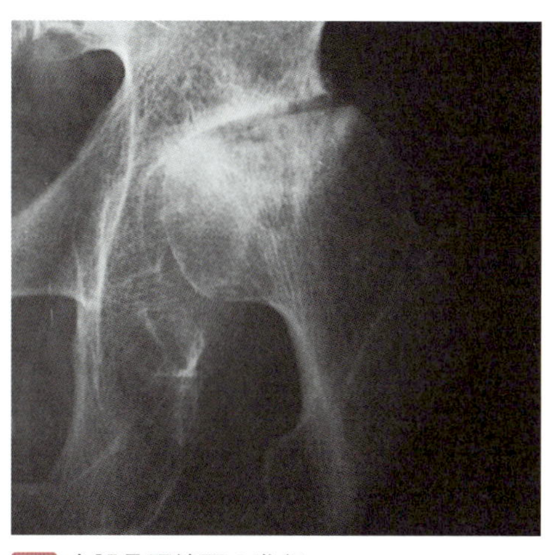

図7 大腿骨頭壊死の進行
骨頭の破壊・陥没，関節裂隙狭小化がみられる．

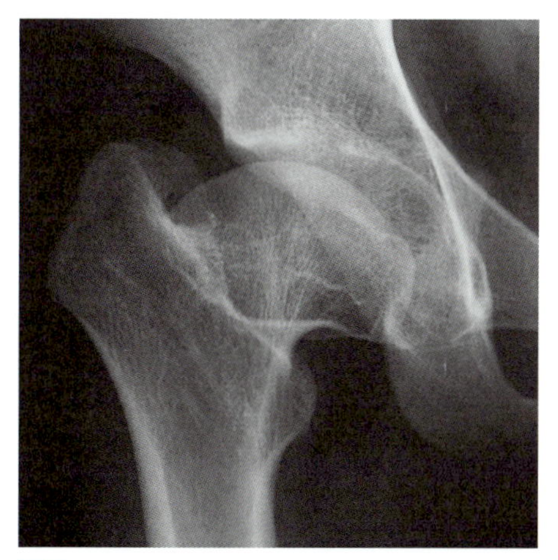

図8 小児期の Perthes 病（骨頭壊死）による扁平骨頭

骨粗鬆症の程度

大腿骨頭内には骨梁がありますが，これを見ることで**骨粗鬆症**の進行がある程度わかります．

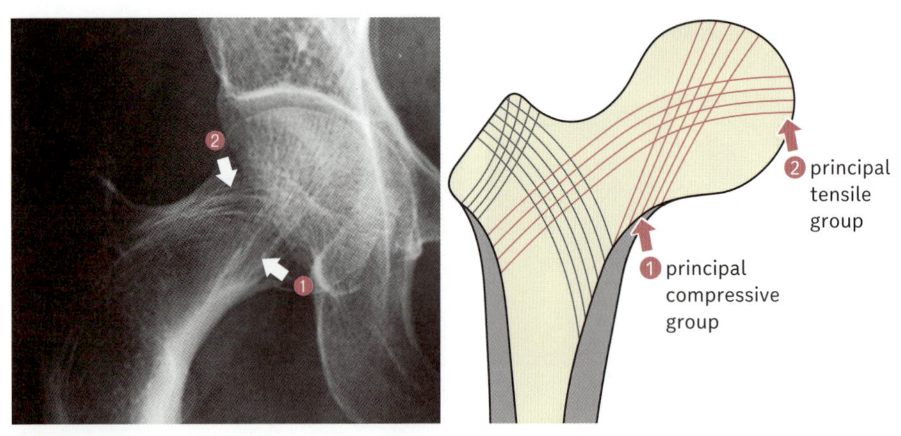

図9 骨梁

骨梁には，頸部内側から骨頭上方へ向かう❶principal compressive group と，大転子から骨頭内側へ向かう❷principal tensile group がある．骨粗鬆症が進行すると，❷が消失していき，❶は残るが，その数も減少していく．

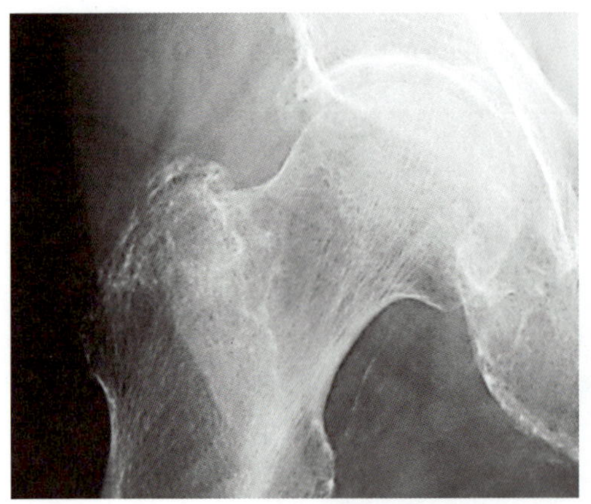

図10 進行した骨粗鬆症

principal tensile group の骨梁がほとんど消失し，principal compressive group のみ残っている．骨粗鬆症が，かなり進行しているのがわかる．

骨頭の骨梁の数に注目せよ

骨梁には，❶頸部内側から骨頭へ向かう principal compressive group と，❷大転子から骨頭内側へ向かう principal tensile group があります（図9）．

骨粗鬆症が進行すると，まず principal tensile group が消え始め，より垂直で重力に抵抗する principal compressive group は最後まで残りますが，その骨梁の数も減少していきます．

したがって，これらの骨梁に注目することにより，骨粗鬆症の程度がわかるのです．図10は，骨粗鬆症が進行して，principal compressive groupのみが残ったものです．

怒涛の反復

❶**変形性股関節症**は，股関節裂隙上方が狭くなり，骨増殖性変化（骨棘，骨硬化像）がある．

❷**関節リウマチ**は，股関節裂隙が一様に狭く，骨増殖変化がなくosteoporoticである．

❸**大腿骨頭壊死**の初期では，骨頭直下のわずかな空隙を探せ！

❹**股関節液貯留**は，軟部組織に注目すればX線でわかる．

❺骨頭内の骨梁を見れば，**骨粗鬆症**の程度がわかる．

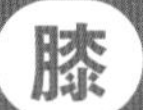

膝はこれだけ知っていれば十分でナイカイ?

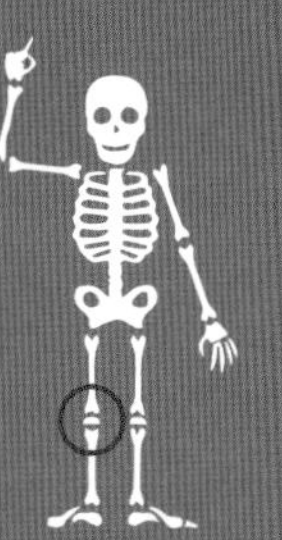

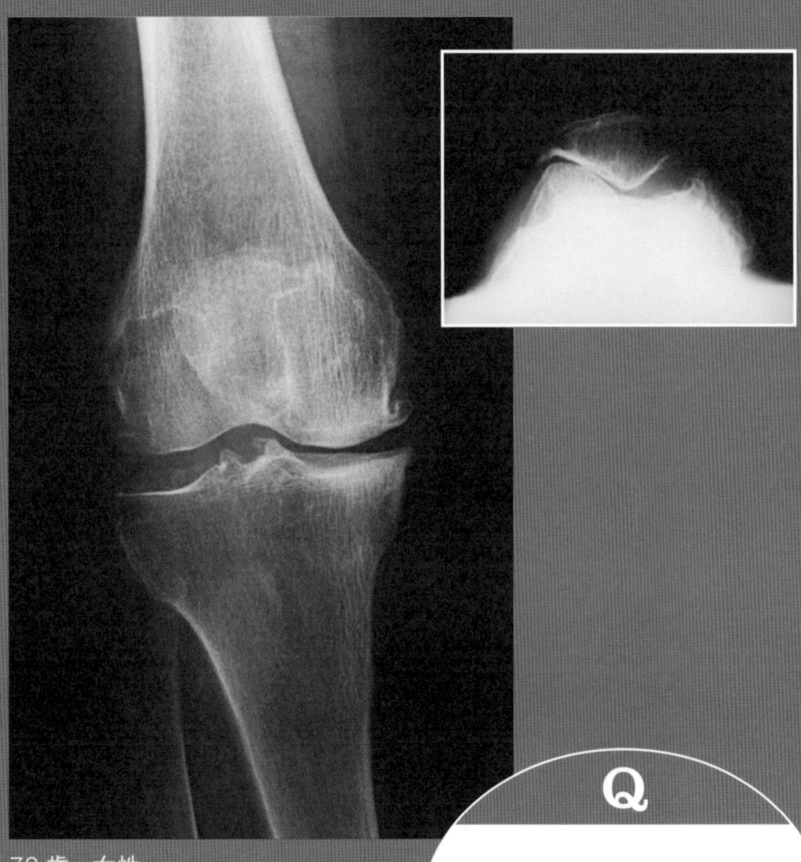

70歳・女性

Q

歩行時の右膝内側の疼痛．診断は?

「膝が痛い」と訴える高齢患者は，内科でも少なくありません．その診断の多くは変形性膝関節症，関節リウマチ，偽痛風，大腿骨骨壊死などで，その見極めができれば内科医としては十分です．また，膝関節液貯留もX線でわかります．見逃したくないSegond骨折を含め，本項では膝のX線の「これだけは！」を押さえます．

変形性膝関節症

前頁のX線の診断は，典型的な**変形性膝関節症**（osteoarthritis：OA）です．なお膝X線で，腓骨のあるほうが「外側」です（意外に，これをわかっていない医師が多いので注意）．

膝の内側関節裂隙の変化

体重は片脚立位で，ふつう膝の中心にかかります．しかし太ると，体重は膝の**内側**に移動します．そのため変形性膝関節症は，たいてい内側関節裂隙の狭小化を起こし，O**脚**になることが多いのです（図1）．

また，内側に**骨棘**や**骨硬化像**があることに注意してください（図2a）．こ

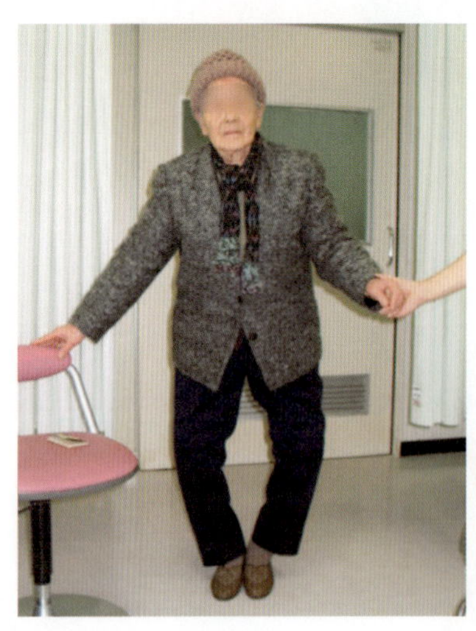

図1 変形性膝関節症によるO脚
変形性膝関節症は，内側関節裂隙が狭小化し，外側は保たれるので，このようにO脚になることが多い．O脚をみたら，診察するまでもなく変形性膝関節症だ！

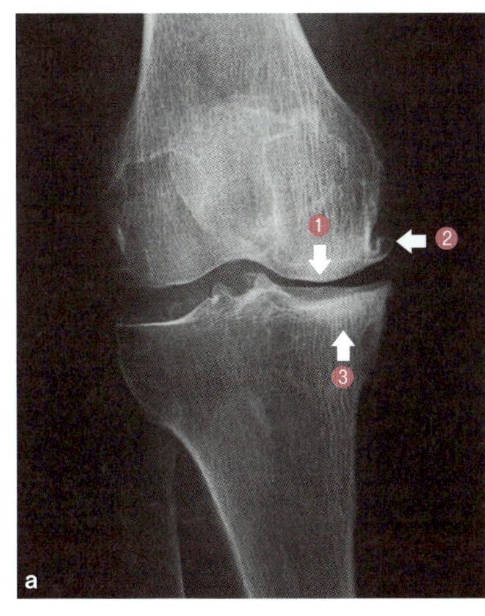

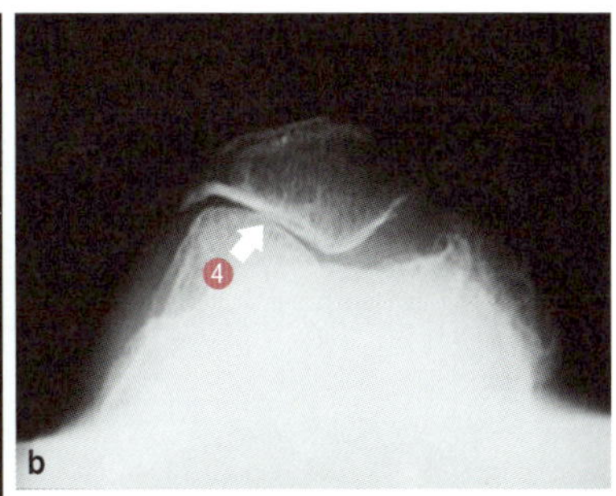

（スカイラインビュー）

図2 変形性膝関節症
❶内側の関節裂隙狭小化，❷骨棘形成，❸骨硬化像，また❹膝蓋大腿（PF）関節の外側の狭小化．

のような骨増殖性変化のあることが，変形性関節症の特徴なのです．

膝蓋大腿関節の変化

また，膝蓋大腿関節（patellofemoral joint：PF 関節．お皿の骨の裏）も変化が起こりやすいのです．

変形性膝関節症では，PF 関節の特に**外側**から変化が始まることが多いようです（図2b）．これは，大腿骨骨軸と下腿骨骨軸は一直線上にあるのではなく，下腿骨が 10°〜15° 外反している（X 脚である）ことによります．そのため大腿四頭筋が収縮すると，膝蓋骨に外方へ移動しようとするベクトルの力がかかります．したがって，PF 関節の外側に変化が出やすいのです．図2b で PF 関節の外側が狭くなっていることに注意してください．

つまり変形性膝関節症は，①**内側関節裂隙**と② **PF 関節**の 2 か所の変化が特徴です．

膝には体重の 85％がかかるので，変形性膝関節症の治療では減量が重要です．しかし「私は水を飲んでも太る」と軽く受け流されるのが普通です．

保存治療としては杖の使用，大腿四頭筋訓練，NSAID があります．関節内局所麻酔薬入りステロイド注入は短期の除痛に有効です．ヒアルロン酸

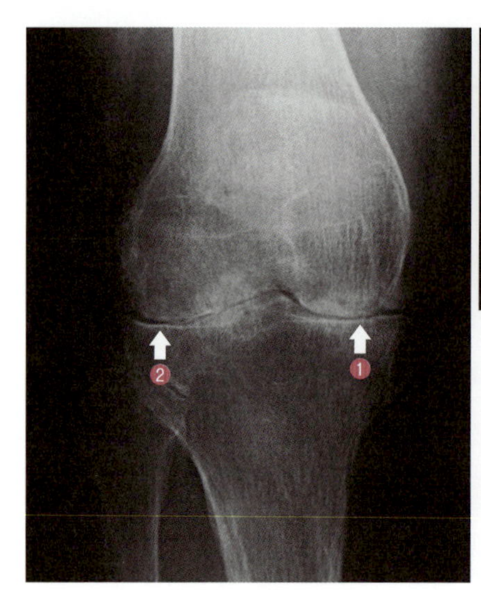

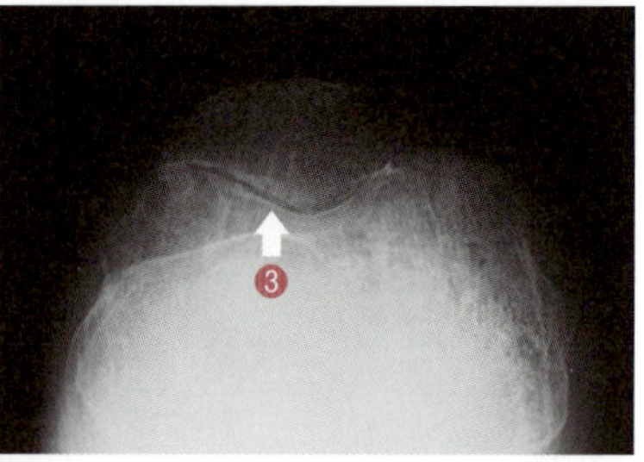

（スカイラインビュー）

図3 関節リウマチ
❶内側と❷外側の関節裂隙，また❸膝蓋大腿(PF)関節の関節裂隙の3つすべてが狭くなっている．骨の濃度が薄く(osteoporotic)，骨増殖性変化(骨棘，骨硬化像)がないことにも注意！

注入の効果は「良くてそこそこの効果，悪くて生理的食塩水注入と変わらない」程度です．

関節リウマチ

3つすべての関節裂隙が狭小化

一方，図3は**関節リウマチ**です．膝関節の**内側**と**外側**，**PF関節**の3つすべての関節面が狭く，また一見，**骨の濃度が薄い**(osteoporotic)ことにも注意してください．なお関節リウマチは皮膚が発赤することはまずありません．

骨棘や骨硬化像はない

また，変形性関節症のように骨増殖性変化(骨棘，骨硬化像)がないことにも注意です．関節リウマチは滑膜増殖による変化であり，血流が豊富なため脱灰吸収が進み，図3のようにosteoporoticになります．

関節リウマチと変形性膝関節症の違いは，表1のとおりです．なお，変形性膝関節症と骨粗鬆症は全く別のものです．骨粗鬆症がないほうが変形性膝関節症を起こしやすいのです．

表1 変形性膝関節症と膝の関節リウマチの違い

	好発部位	骨棘，骨硬化像	骨粗鬆症
変形性膝関節症	内側， 膝蓋大腿(PF)関節	あり	なし
関節リウマチ	内側，外側， 膝蓋大腿(PF)関節	なし	あり

偽痛風(CPPD disease)

高齢者では膝関節の偽痛風発作が大変多く，「誘因がなく，熱感のある膝の痛み」では偽痛風発作を強く疑います．変形性関節症では，ふつう熱感はありません．両手で左右の膝をそれぞれ触り，温度差があれば**偽痛風**や**化膿性膝関節炎**，**関節リウマチ**を考えてください．

高齢者の発熱で特に足関節の偽痛風は見逃しやすいので，内科の先生方は身体診察の一環として，両足関節の温度を手で触れて確認してください．

3 ついずれかの関節裂隙で非対称に起こりうる

図4では，半月板にCPP結晶(calcium pyrophosphate crystal：ピロリン酸カルシウム結晶)の沈着がみられます．この結晶が沈着するすべての病態を，偽痛風(ピロリン酸カルシウム結晶沈着症：calcium pyrophosphate crystal deposition disease = CPPD disease)といいます．CPP結晶が軟骨変性を起こすのは確実なのです．

偽痛風は関節リウマチと違い，左右対称的ではありません．膝の場合，内側と外側，PF関節の，どの関節裂隙にも起こりえます．特に，**外側ないしPF関節単独**の変形性関節症をみた場合，偽痛風を考えてください(図5)．

膝・恥骨結合・手関節のX線撮影でパーフェクトスクリーニング

また，偽痛風は肩・手関節・中手指節(MP)関節など，変形性関節症は起こらないような関節にも起こるのが特徴です[1]．偽痛風(CPPD disease)を最初に提唱したMcCartyによると，**膝**，**恥骨結合**，**手関節**の3

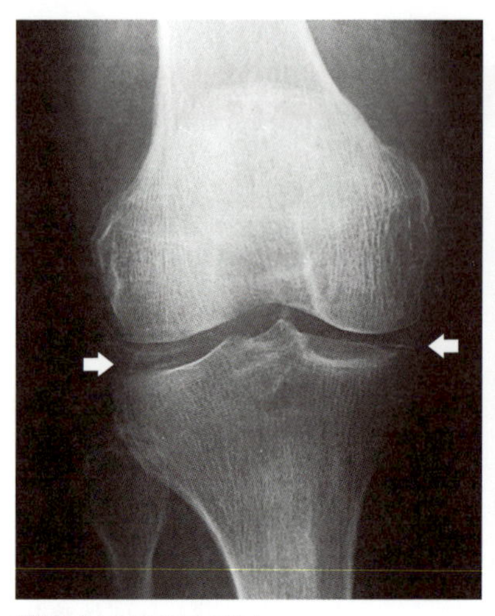

図4 偽痛風（正面像）
半月板に石灰化，CPP 結晶がみられる．

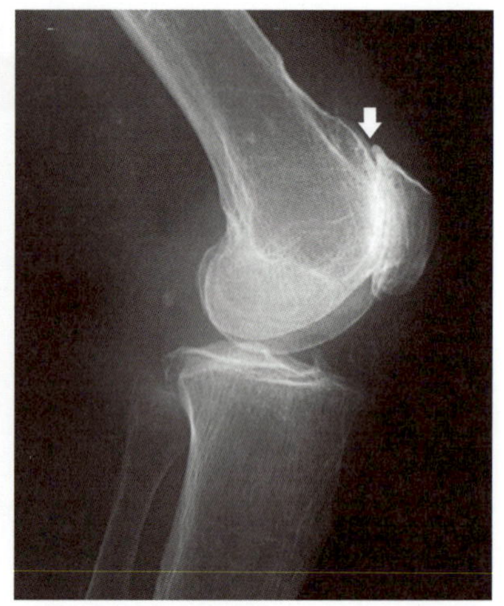

図5 偽痛風（側面像）
膝蓋大腿（PF）関節単独の変化は，偽痛風を考える．本症例では，正面 X 線では内側・外側ともに正常だった．

か所の X 線撮影は偽痛風のパーフェクトスクリーニングといわれ，この 3 か所で CPP 結晶がなければ，それ以上調べる必要はないといわれています[2)]．

検査と確定診断

偽痛風は基本的に高齢者の疾患であり，もし 60 歳未満の患者でみた場合は，家族性や低 ALP 血症，副甲状腺機能亢進症，ヘモクロマトーシス，低 Mg 血症なども考えます．血液検査は，Fe，トランスフェリン，フェリチン，Ca，Mg，ALP，PTH なども提出します[1)]．

確定診断は，関節液の鏡検です．当院では，結晶の確認，グラム染色，白血球数を調べています．尿酸は針状，CPP 結晶は棒状，菱形です．白血球数は役に立ちます．特に 50,000/μL を超えていたら**化膿性関節炎**も考えます．これを「白血球が巨万（ごまん）（50,000/μL）といたら感染だ！」と覚えます（なお，$\mu L = mm^3$ です）．偏光顕微鏡があれば CPP 結晶と尿酸結晶は簡単に区別できます．

偽痛風の治療は，NSAID，プレドニゾロン，ステロイド関節注射，コルヒチンなどです．

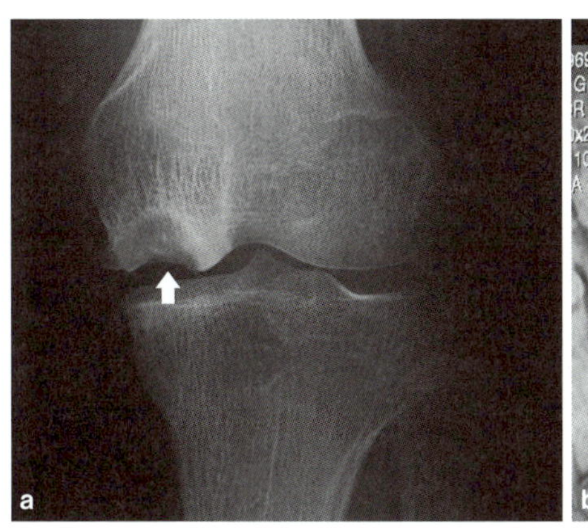

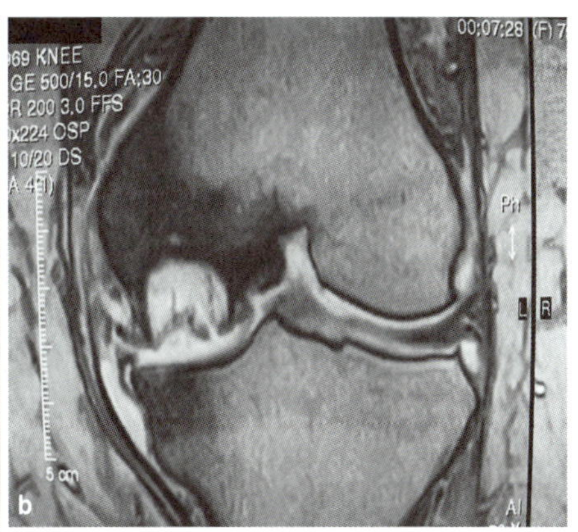

図6 大腿骨壊死
X 線(**a**)・MRI(**b**)ともに内顆に骨欠損があり，その周囲に骨硬化像がある．大腿骨内顆に多く，変形性膝関節症と間違われる．

大腿骨壊死

一方，図6は**大腿骨壊死**です．X 線および MRI 像で**骨欠損**があり，その周囲に**骨硬化像**があります．初期では，MRI 上で**骨浮腫**がみられます．進行すれば**圧壊**が起こります．

変形性膝関節症と見誤るな！

特に膝の骨壊死は大腿骨内顆に多く，変形性膝関節症と間違われます．

原因は，外傷やステロイドなどといわれます．変形性膝関節症と間違えると，さらにステロイド注入が継続されることになるので注意が必要です．

大腿骨壊死が高度の場合は人工膝関節置換が行われます．

Segond 骨折

まれですが，救急で大変見逃しやすい骨折に **Segond 骨折**があります．図7をご覧ください．外側脛骨高原に，わずかな剝離骨折があります．これを lateral capsular sign ともいいます．

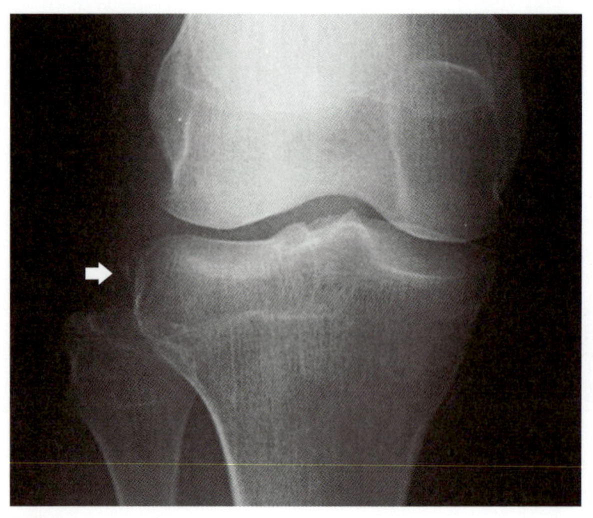

図7 Segond 骨折
外側脛骨高原の，このわずかな剥離骨折を見逃すな！高率に前十字靱帯損傷を合併する．わずかな骨片だと思って，見逃すことなかれ！

高率に前十字靱帯損傷を伴う

ふつう前十字靱帯損傷は，ラグビーなどで膝の外側からタックルされ，膝が外反する（X 脚になる）ことにより起こります．

一方，Segond 骨折の場合，脛骨の内反・内旋により脛骨外側の関節包付着部の剥離骨折が起こるのです．このわずかな剥離骨折があると，**前十字靱帯損傷**が 75〜100％存在するといわれます．また，内側/外側半月板損傷の合併も多いのです．

Segond 骨折をみたら，必ず整形外科にコンサルトし，MRI を撮影しなければなりません．

膝関節液貯留

膝関節液の貯留は，X 線でもわかります！

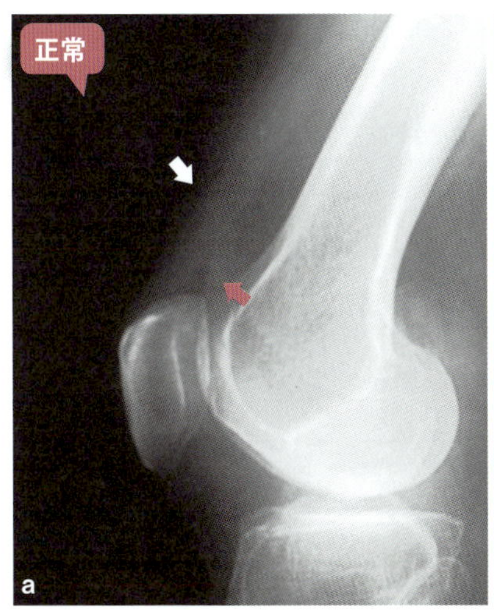

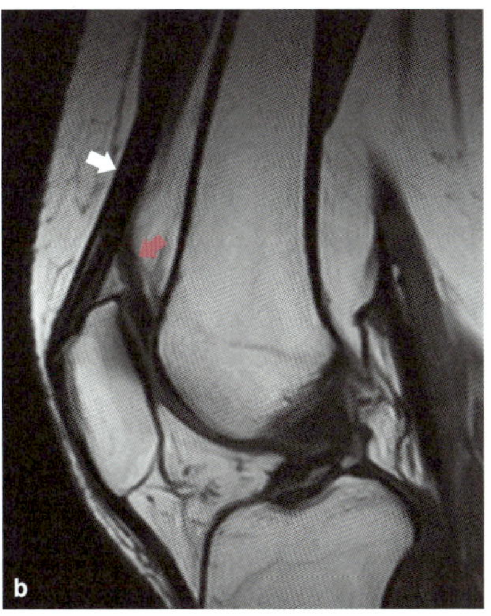

図8 関節液が貯留していない正常膝
X線(a)・MRI(b)ともに，膝蓋骨上方から大腿四頭筋(⇨)に向かって斜めに膝蓋上嚢(➡)がある．膝蓋上嚢の前方と後方に脂肪がある．

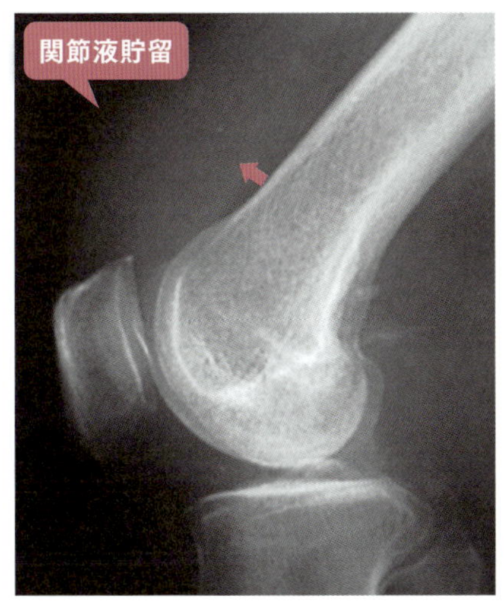

図9 関節液が膝蓋上嚢に貯留した場合
膝蓋上嚢の面積が広がる．

膝蓋上嚢の面積が広がる

まず，正常膝のX線(図8a)とMRI(図8b)をご覧ください．MRIでは大腿四頭筋に向かって斜めに膝蓋上嚢があり，その前後に脂肪があります．

X 線では，大腿四頭筋と膝蓋上嚢は白く，脂肪は黒く写ります．

膝関節液は膝蓋上嚢に貯留します．液貯留すると図9のようになります．膝蓋上嚢の面積が広がっているのがわかります．関節液貯留している場合は，穿刺しないと原因の診断はできません．

怒涛の反復

❶**変形性膝関節症**は，膝の内側と膝蓋大腿関節の 2 つの関節裂隙に変化．骨棘，骨硬化像あり．

❷**関節リウマチ**は，膝の 3 つすべて（内側，外側，膝蓋大腿関節）の関節裂隙が狭小化．骨棘，骨硬化像はなし！

❸外側または膝蓋大腿関節単独の変形性膝関節症，熱感があれば**偽痛風**（CPPD disease）．

❹**大腿骨壊死**は骨欠損があり，周囲に骨硬化像．大腿骨内顆に多く，変形性膝関節症と見誤るな！

❺脛骨外側の関節包付着部のわずかな剝離骨折，**Segond 骨折**を見落とすな！ 高率に前十字靱帯損傷を伴う．

❻**膝関節液貯留**は，X 線でわかる！ 膝蓋上嚢の面積の広がりに注目．

文献

1）Rosenthal AK, et al : Calcium pyrophosphate deposition disease, review article. N Engl J Med 374(26):2575–2584, 2016. PMID 27355536
2）Hollander JL, et al : Arthritis and allied conditions ; Textbook of rheumatology. Lippincott Williams and Wilkins, 1989.

Q9 靱帯損傷後，大腿部の痛みを訴えて受診．診断は?

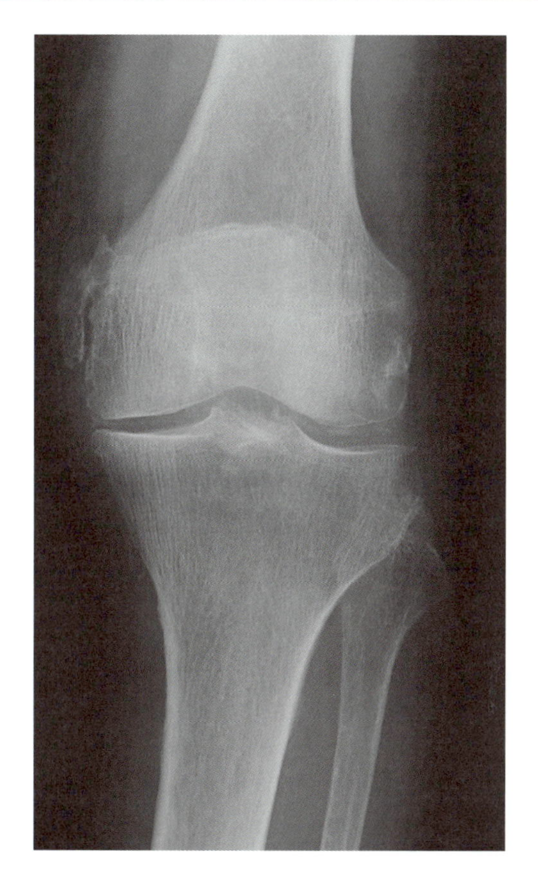

解答は p149

Q10 膝の痛みで受診．診断は?

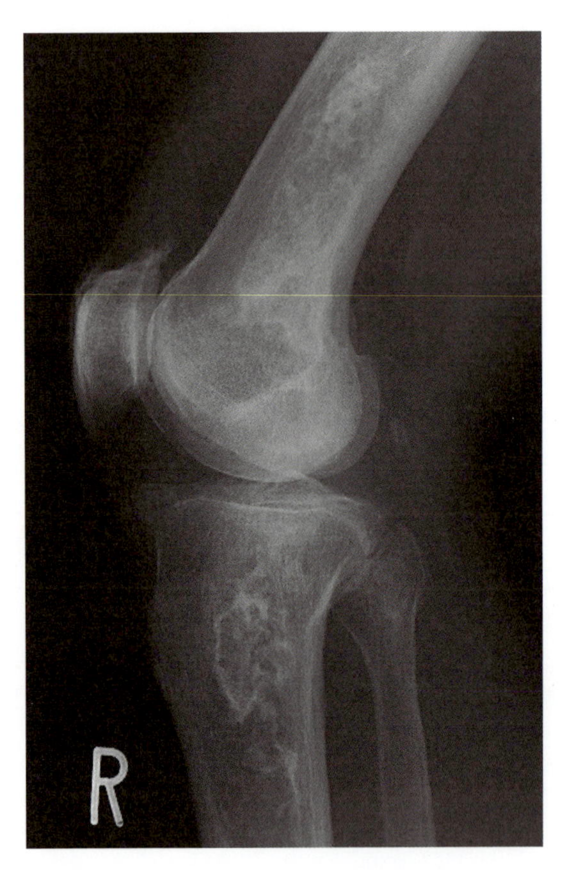

解答は p149

足の代表的疾患を診断できるようになろう！

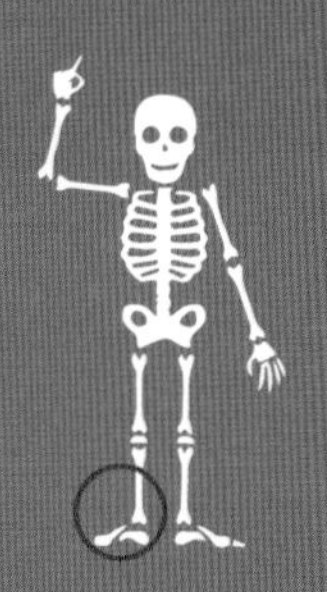

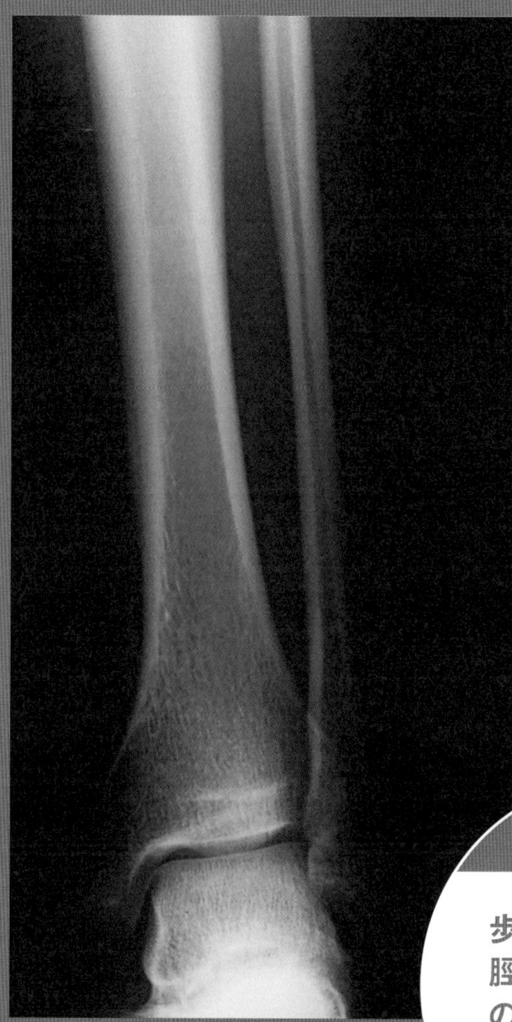

15歳・男性.
中学で陸上短距離の練習中.

Q

歩行時の左下腿・脛骨下方内側後方の痛み. 同部に一致して圧痛もあり. 診断は?

本項では膝の下，すなわち下腿〜足関節・足趾の代表的疾患を診断できるようになりましょう．膝から下の病変は，高齢者だけでなく，過度の運動を行った場合などに若年者にも多く生じます．

シンスプリント

前頁のX線の診断は，**シンスプリント**です．下腿三頭筋は内側・外側腓腹筋とヒラメ筋からなりますが，ヒラメ筋筋膜は脛骨下方内側に付着しています．特に足の外反(足の裏を外側へ反らすような動き)で，ヒラメ筋により同部が牽引され，疼痛を起こします．これをシンスプリントといいます．

脛骨下方内側後方に圧痛あり

圧痛点(図1)が特異的であることから，診断は容易です．ひどくなると，この症例のように**骨膜反応**(新しい骨が形成されること)を生じます(図2)．

治療は運動制限，NSAIDなどです．

足趾の疲労骨折

中足骨

次に，図3はいかがでしょうか？ 14歳・女性が，駅伝練習中に左足底を痛がるようになりました．

足底の荷重は，踵に5割，母趾球に3割，小趾球に2割かかります．横アーチがあるので，ふだんは第2〜4中足骨にはあまり体重はかかりません．しかし，過度の運動で横アーチが緩むと，これらの中足骨にも体重がかかり始め，**疲労骨折**を起こすのです．

初診時のX線(図3)では，第3中足骨骨幹部に**仮骨形成**がみられます．1か月後のX線(図4)では，この仮骨がさらにはっきりしています．初診時X線では同部に圧痛はあっても仮骨はみられないことも多く，2〜3週間経って初めて仮骨が目立ってくるのです．ですから，初診時に「異常なし」としてはいけません！ 数週間フォローしてください．

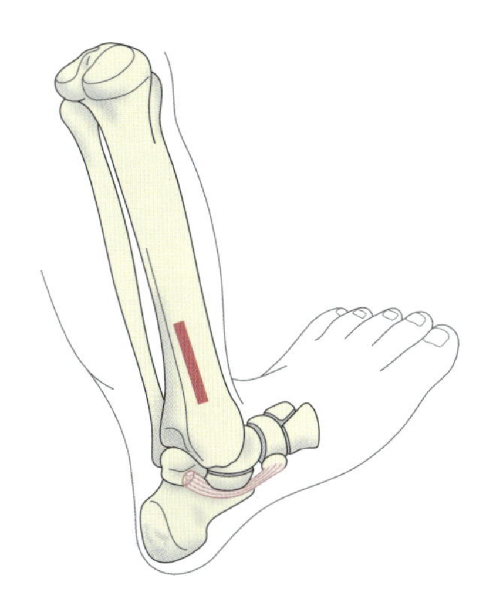

図1 シンスプリントの圧痛点
脛骨下方内側後方（■の部位）に圧痛がある.

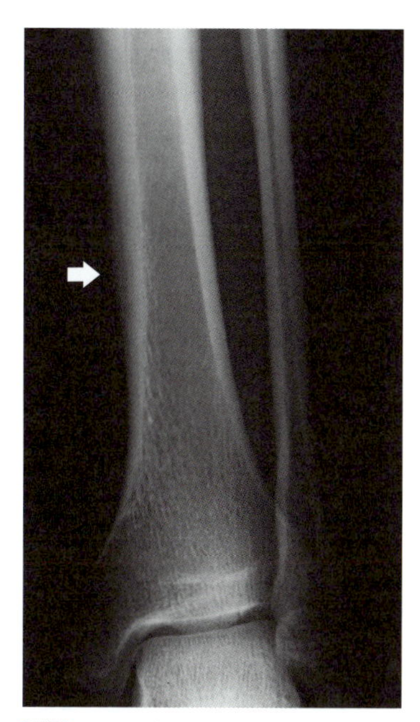

図2 シンスプリントの骨膜反応
シンスプリントがひどくなると，脛骨内側に骨膜反応を生じる.

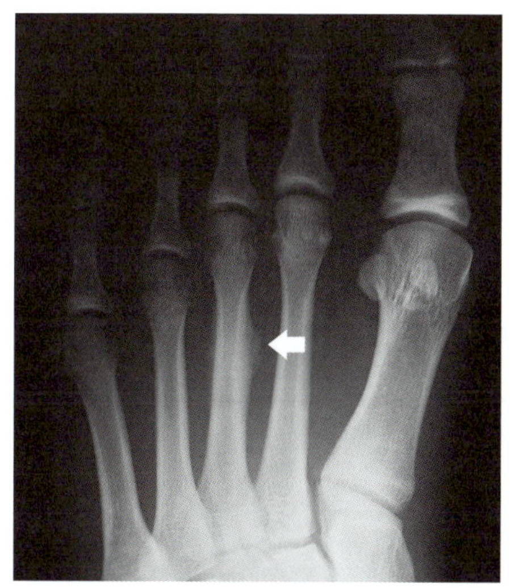

図3 第3中足骨疲労骨折（初診時）
14歳・女性，左足．第3中足骨に軽度の仮骨形成.

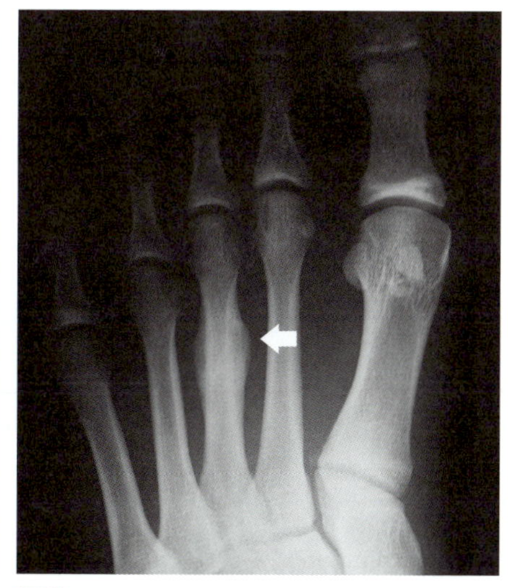

図4 第3中足骨疲労骨折（初診1か月後）
第3中足骨の仮骨がはっきりしてきた.

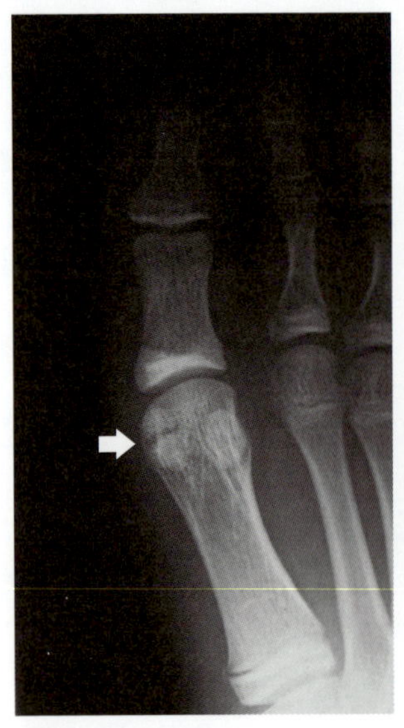

図5 二分種子骨
15 歳・男性．駅伝練習での足底痛．母趾 MTP（中足指節）関節の種子骨の 1 つ（tibial sesamoid）が 2 つに割れて疼痛を起こしている．

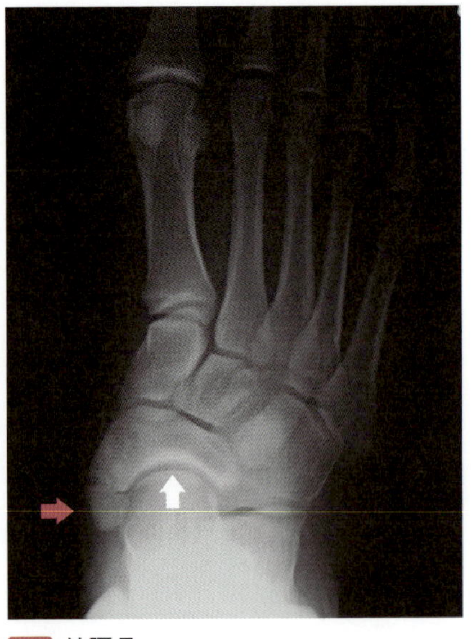

図6 外脛骨
⇨は舟状骨，➡が外脛骨．後脛骨筋は，通常は舟状骨に付着するが，過剰骨の外脛骨がある場合，この骨に付着する．overuse で，この局所の痛みを起こす．

疲労骨折の治療は痛ければ免荷，NSAID などです．

二分種子骨

足底の疼痛の原因として，**二分種子骨**もよくみられます．母趾の MTP（中足指節）関節付近の屈筋腱の中に 2 つの種子骨があります．内側の tibial sesamoid と，外側の fibular sesamoid です．マラソンなどで，この疲労骨折を起こしたものが二分種子骨です．

図5は，内側の種子骨（tibial sesamoid）の二分種子骨です．足底のこの骨に一致して圧痛があることから，診断は容易です．

外脛骨疼痛（過剰骨）

思春期では，足内側にできる過剰骨による**外脛骨疼痛**もよくみられます．

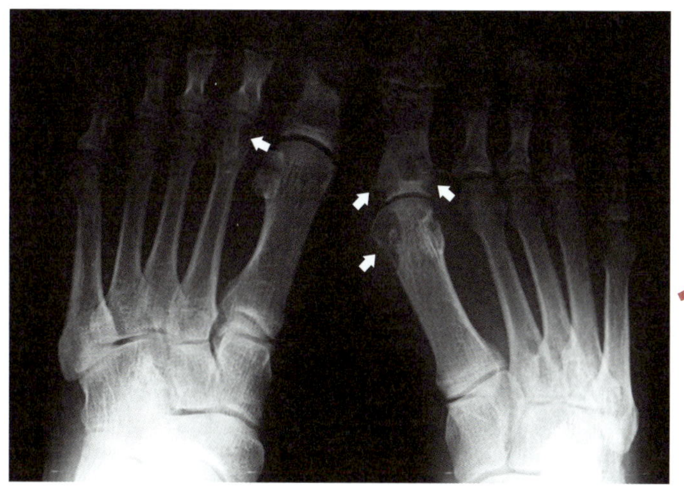

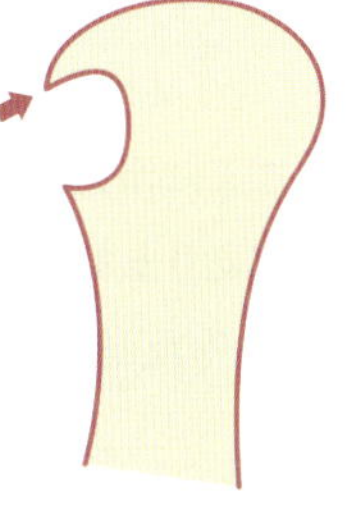

図7 痛風(overhang lesion)
80歳・男性．尿酸結晶が沈着して，overhang lesion を形成する．

overhang lesion

普通はない骨性の飛び出しが痛んだら

外脛骨(図6)とは，舟状骨の内側にできる過剰骨です．後脛骨筋(足を底屈内反する)は通常は舟状骨に付着しますが，外脛骨が存在する場合はここに付着します．そして overuse により，ここの疼痛が起こります．手で触れると外脛骨の骨性の飛び出しがあり，診断は容易です．

治療は運動制限，NSAID です．

痛風

“絶壁に飛び出した岩”が

さて，図7は典型的な**痛風**の X 線です．骨内に空洞があり，尿酸結晶が沈着します．これを overhang lesion といいます．overhang とは，ロッククライミングの用語で「絶壁に飛び出した岩」のことです．

また，痛風は常に炎症があるわけではないので，関節リウマチのように骨濃度が薄くなりません．osteoporotic ではないのです．また MTP 関節裂隙も，末期まで保たれることが多いです．

外反母趾

外反母趾角≧20°

外反母趾とは，母趾中足骨中線と基節骨中線のなす角度が 20° 以上の場合をいいます(図8)．正常は 15° 以下です．鉛筆の先が約 15° といわれるので，鉛筆を当ててみるとよいでしょう．

外反母趾では，母趾の内側の飛び出したところに滑液包(bunion)があり，ここに**滑液包炎**を起こします．ですから，外反母趾の痛みは，母趾の内側にあります．

外反母趾は初期なら装具療法，進行すれば骨切り術をすることがあります．

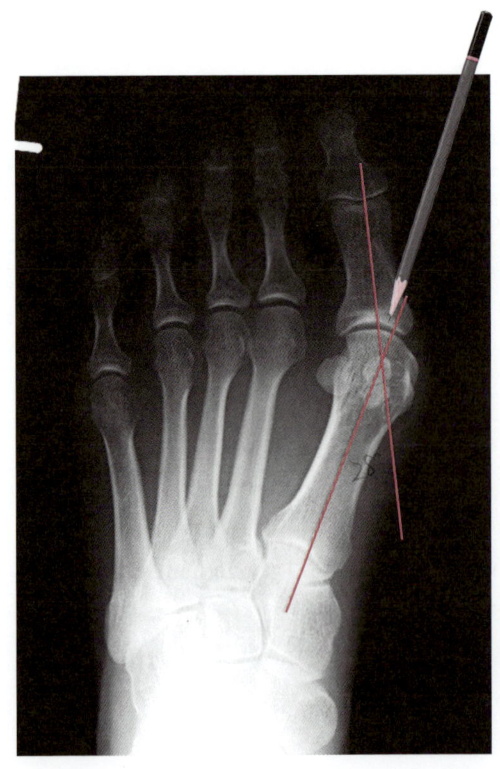

図8 外反母趾
母趾中足骨中線と基節骨中線のなす角度を外反母趾角といい，正常は 15°以下(鉛筆の先が約 15°)．20°以上は外反母趾となる．この症例は 28°．

足関節側面は軟部組織もよくみよう！

足関節側面の X 線では，**軟部組織**もよくみてください．

炎症は「黒い脂肪濃度→白い水濃度」

図9ではアキレス腱の前に，三角形の黒い脂肪陰影がみられます．足関節炎やアキレス腱周囲の**滑液包炎**などを起こすと，この黒い脂肪濃度（fat density）が白い水濃度（water density）に変わります．これにより，この付近の炎症の存在を推定できます．

図10は，この部分の CPPD（calcium pyrophosphate crystal deposition：ピロリン酸カルシウム結晶沈着）による**偽痛風**で，白い水濃度に変わったものです．

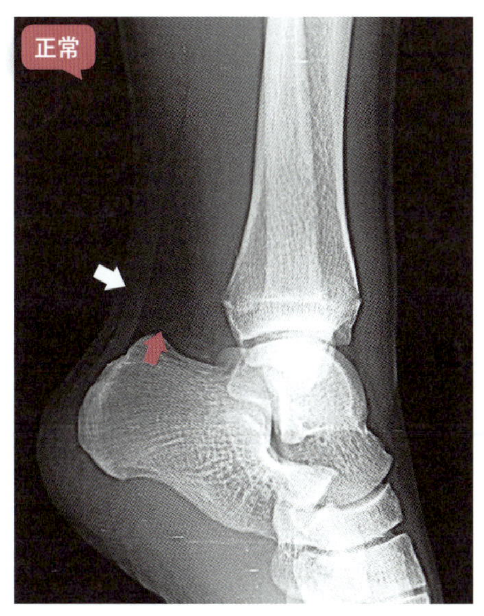

図9 黒い脂肪濃度
アキレス腱（⇨）の前に三角形の黒い脂肪濃度がある（➡）．ここは必ずチェックすること．

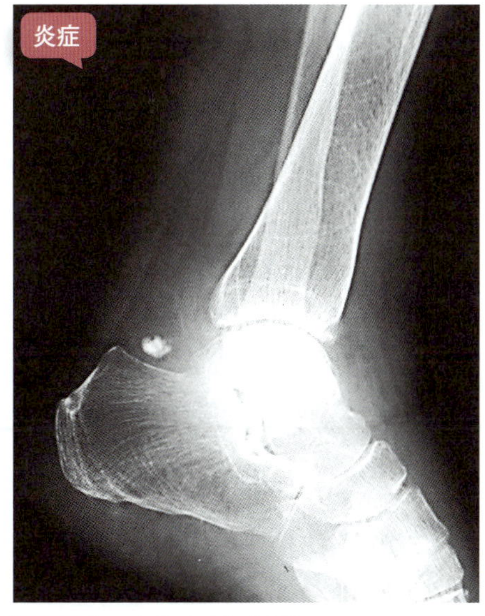

図10 白い水濃度（偽痛風）
三角の脂肪濃度が，CPPD（石灰陰影がみえる）による偽痛風で，白っぽく水濃度に変化している．

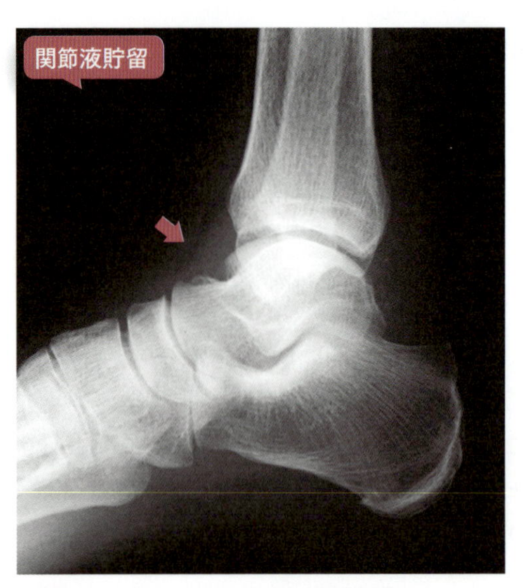

図11 tear drop sign（足関節液貯留）
偽痛風発作による足関節液貯留（白い水濃度）により，
黒い脂肪層が前方に出ている．

関節液貯留

また，足関節の**関節液貯留**も，側面X線である程度わかります．

図11 をご覧ください．この患者は足関節の偽痛風発作により，関節液が貯留しました．足関節前方の黒い脂肪層が前方に押し出されています．これを tear drop sign といいます．診断に自信がなければエコーを当て関節液を確認してください．

足関節の偽痛風は，触診で熱感を感ずれば一瞬で疑うことができます．変形性関節症では，ふつう熱感はありません．手を当て，関節の温度の左右差をみてください（➡ p115）．

足関節捻挫

また，外来で多い**足関節捻挫**は，たいてい足首の内返しで起こります．すると，足関節の外側の靱帯が牽引されて断裂を起こします．

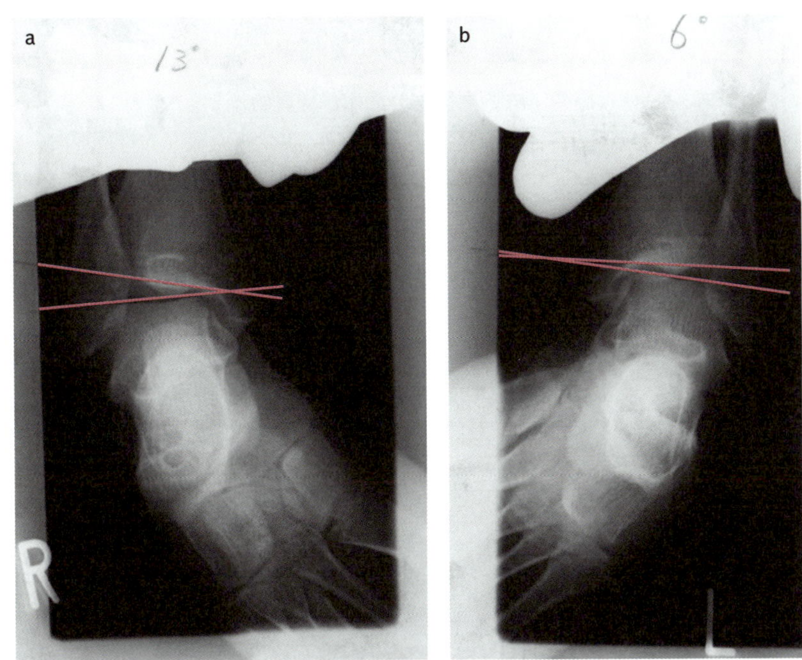

図12 足関節捻挫（ストレス撮影）
足関節捻挫では，足関節を内反してストレス撮影を行う．距骨傾斜角は，正常は6°以下．この症例では，右足関節（a）13°，左足関節（b）6°であった．

ストレス撮影の読み方

靱帯の断裂の程度をみるのに，**ストレス撮影**が行われます．足首を術者が内反し，ストレスをかけて両足関節正面X線を撮影します．

そして，距骨上面と脛骨下面のなす角度（距骨傾斜角）を測ります（図12）．正常は6°以下です．これ以上だったら，前距腓靱帯や踵腓靱帯の断裂があると判断します．ストレス撮影で6°以上の時は，ギプス固定したり，時に手術することもあります．

怒涛の反復

❶**シンスプリント**は脛骨下方内側後方の圧痛が特異的．
❷ランナーで足底中足骨圧痛は**疲労骨折**を疑え．2～3 週間で X 線像に仮骨がみえる．
❸母趾足底の痛みは**二分種子骨**を疑え．
❹足内側の舟状骨付近の突出・疼痛は**外脛骨**．
❺**痛風**は overhang lesion が特徴的．骨粗鬆症はなく，関節裂隙は末期まで保たれる．
❻足関節側面では，三角の脂肪濃度に注意．水濃度に変化すれば**炎症**がある！
❼**外反母趾**角は 15° 以下（鉛筆の先）が正常．
❽足関節前方の水濃度突出 tear drop sign で**関節液貯留**がわかる．
❾足関節に内反ストレスをかけて 6° 以上は**靱帯断裂**．

Q11 足の強い痛みを訴えて受診．診断は?

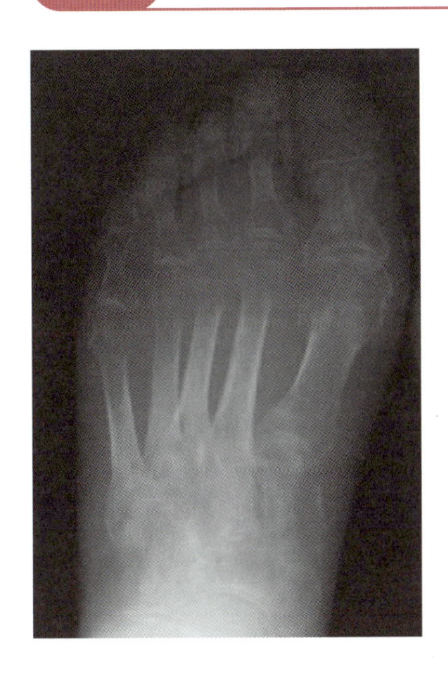

Q12 関節が変形しているが，痛みはない．診断は?

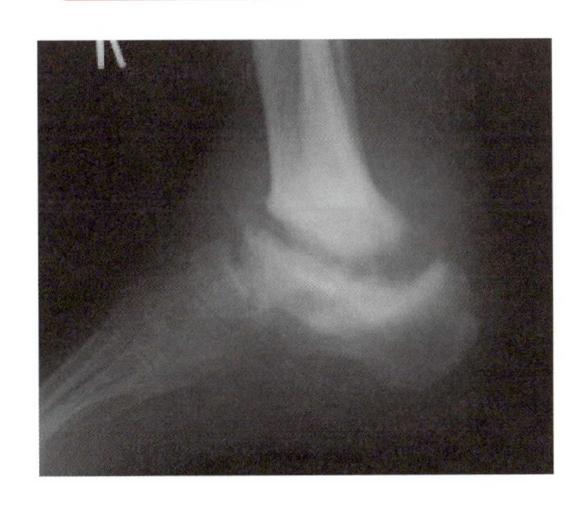

解答は p149

Q13 足首の痛みと著しい腫脹．診断は?

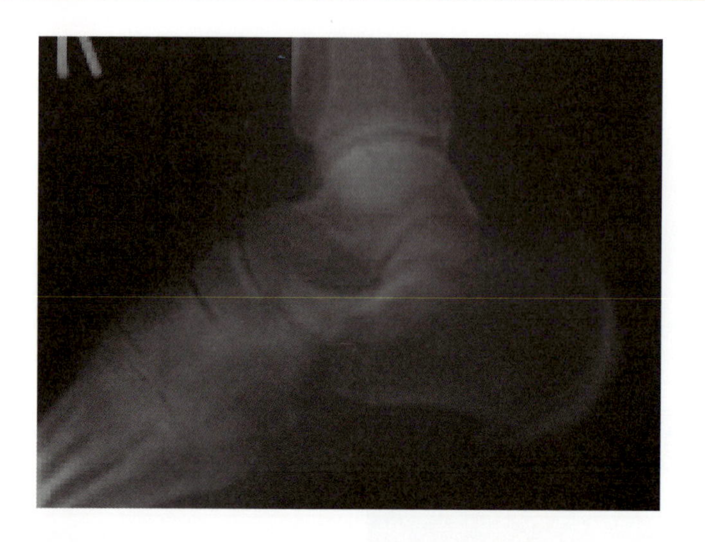

Q14 足首をひねり，痛みを訴えている．診断は?

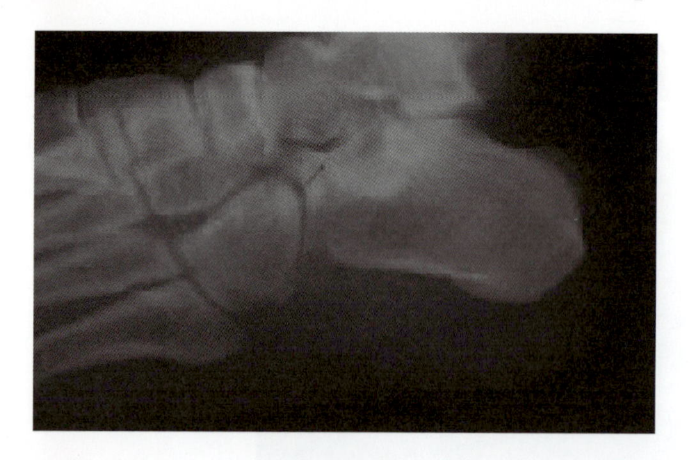

解答は ☛ p150

小児

子どもの骨・関節を読もう！

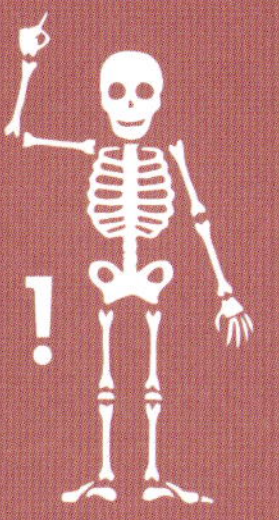

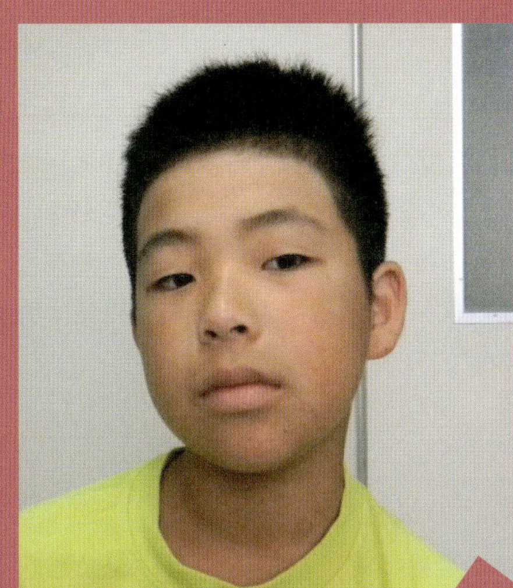

10歳・男児．来院前日に野球のバッティング練習．いつもより少し早く目が覚め，首がボキッと鳴った．起床したところ，左頸部痛あり来院．血圧100/62mmHg，脈拍数79回/分，体温36.7℃．斜視なし，眼球運動は正常（滑車神経麻痺で斜頸が起こる）．頸部圧痛ははっきりしない．WBC 4,560/μL，CRP 0.06 mg/dL．アセトアミノフェンを処方した．

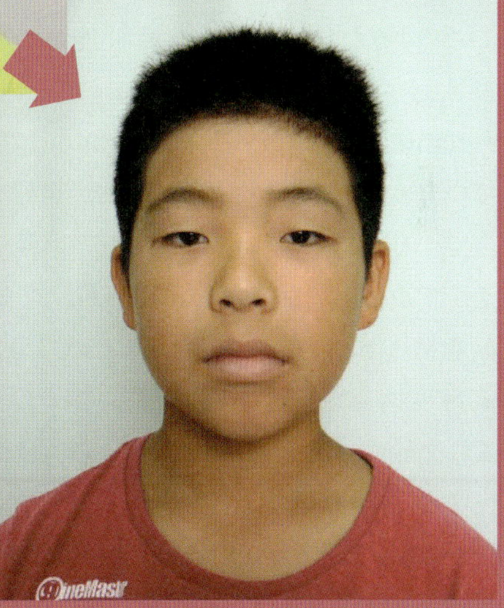

※ご家族の了承を得て掲載

Q

上写真は来院時，右下写真は7日後（軽快時）．診断は？

これまで内科を訪れる主に成人，なかでも高齢者のコモンな整形外科疾患の画像を読む目を鍛えてきました．最後に，骨が軟らかく，まだ成長期にある小児ならではのポイントを押さえておきましょう．

Luschka関節病変（uncovertebral wedge）

前頁の**急性斜頸**（acute wry neck）の診断は，左C2/3のuncovertebral wedgeです．初診時のMRI所見（T2強調画像）で，同部位の**Luschka関節**（uncovertebral joint，鉤椎関節）に高輝度病変がありました（図1上）．

疼痛は来院4日後より軽減，7日後の再診時には消失し，頸椎可動域も正常になりました．7日目にはMRI再検を行いましたが，高輝度病変は消失していました（図1下）．なお，この症例発表は，国内では1例目かもしれません．

急性斜頸の原因はLuschka関節の炎症・外傷だった！

このような急性斜頸に，時折外来で遭遇します．従来これは，環軸椎回旋性固定（atlantoaxial rotatory fixation），あるいは環軸椎回旋性亜脱臼（atlantoaxial rotatory subluxation）などといわれ，その病態はよくわかっていませんでした．経過はたいてい良好で，数時間〜数日で軽快します．

しかし2009年，大きなブレイクスルーがありました．ロシアのサンクトペテルブルグ小児病院の医師たちが，たまたま発症12時間以内にMRI冠状断を撮ったところ，C2/3あるいはC3/4の片側Luschka関節に，三角形の高輝度病変を発見したのです．これは必ず疼痛側に存在しました．彼らは，これをuncovertebral wedge*と名づけました[1,2]．

Luschka関節は，頸椎椎体の上方外側にある小さな関節です（図2）．ここにある軟部組織（periosteal-fascial tissue）が，頭の回旋や睡眠時の頸椎側屈などにより，この関節で挟まれて浮腫を起こすのではないかと推測されています．

＊「unco」は，ウンコでなく「アンコ」と発音するようです．

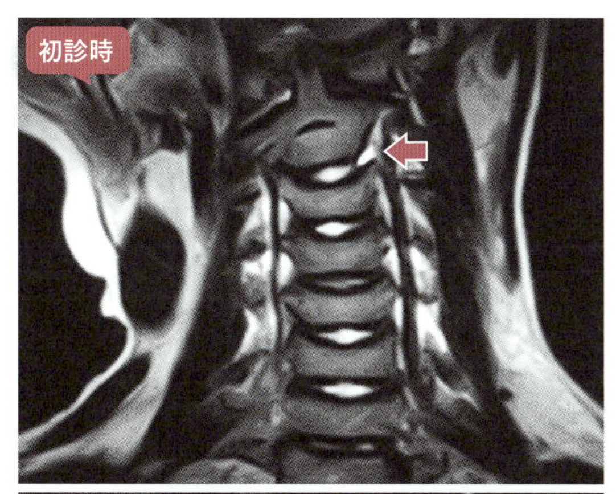

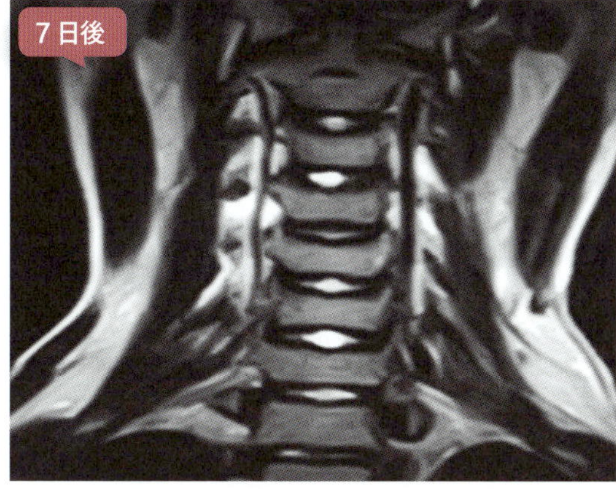

図1 uncovertebral wedge の MRI 画像(T2 強調)

初診時には，左 C2/3 の Luschka関節に高輝度病変を認める．7日後の再診時には，高輝度病変は消失した．

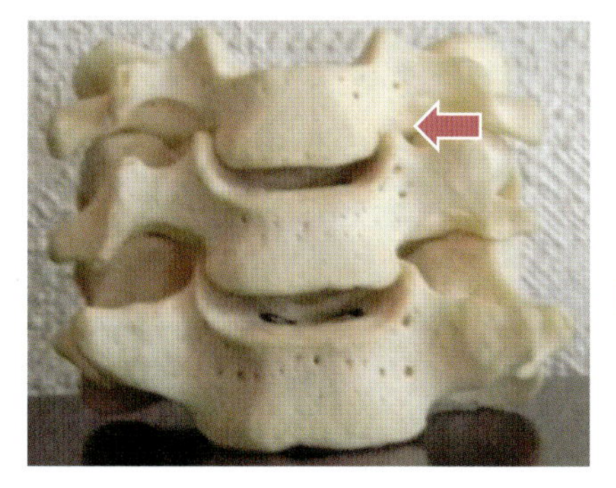

図2 Luschka 関節(uncovertebral joint，鉤椎関節)

犬の耳のように，鉤状突起(uncinate process)が，椎体上面からその上の椎体に向かって飛び出す．

小児の見逃しやすい骨折

小児の骨折で，いくつか見逃しやすいものがあります．

骨の輪郭は，普通なだらかなものです．図3は，橈骨の**若木骨折**です．輪郭が急に変化している時は，骨折を疑うのです．重要なポイントです．図4も若木骨折ですが，**花托(かたく)骨折***ともいいます．

図5は，**塑性変形**(plastic deformity)といわれるものです．小児の骨は軟らかいので，このように全体的に曲がった骨折が起こることがあります．知らないと容易に見逃されます．

骨端線骨折

図6は，「右肩の疼痛」を主訴に来院した13歳・男児の上腕骨頭部です．右肩の骨端線が，左肩に比べて離開しているのがわかります(骨端線離開は，X線で左右を比べないとよくわかりません)．

これは骨端線離開で，little leaguer's shoulderといいます．この男児も少年野球でピッチャーをしており，投球は1日100球とのことでした．

骨端線離開は，骨端線骨折の一種です(Salter Harris I型)．

骨端線骨折の予後が一般によいワケ　長管骨成長のメカニズム

このような骨端線骨折は一般的に予後がよいのですが，その理由は骨端線の構造を知れば納得できます(図7)．

長管骨の成長は，❶骨端線で軟骨細胞が発生し(増殖層)，❷細胞内にグリコーゲンを蓄積しつつ細胞が肥大し(肥大層)，❸やがてアポトーシス(プログラム細胞死)を起こして石灰化します(石灰化層：provisional zone of calcification．ここはX線像で確認できます)．❹この石灰が海綿骨に置き換えられて，長管骨は成長していくのです．

骨端線骨折は，グリコーゲンを蓄積して力学的に弱い肥大層で起こります．したがって，軟骨細胞が発生する増殖層は残されます．そのため，骨端線で骨折が起こっても，再び成長できるのです．

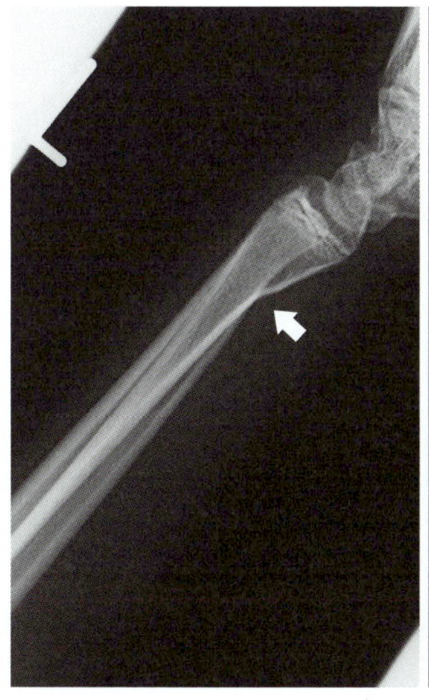
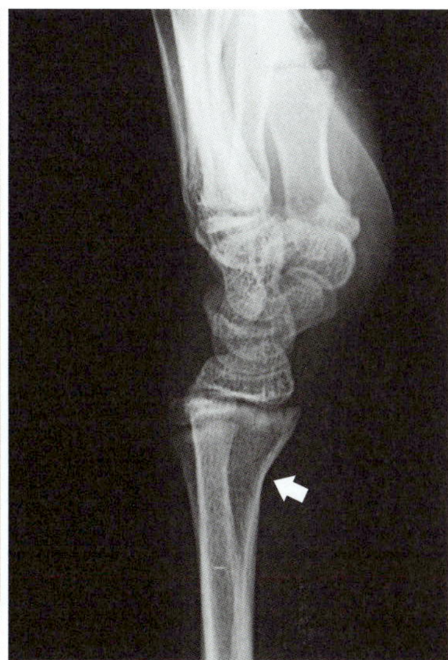

図3 橈骨の若木骨折
骨の輪郭が急に変化する時には，骨折を考える．

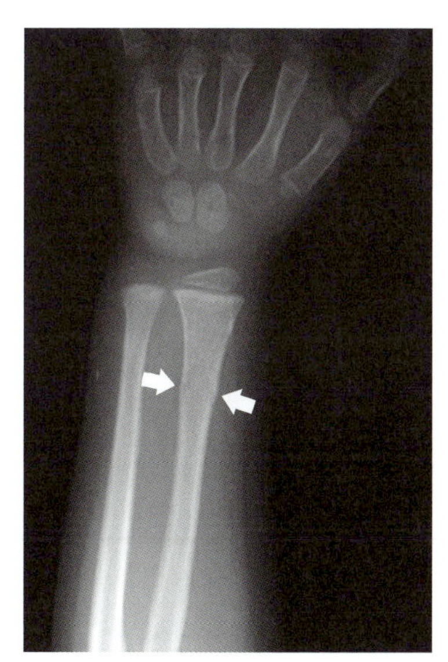

図4 花托骨折

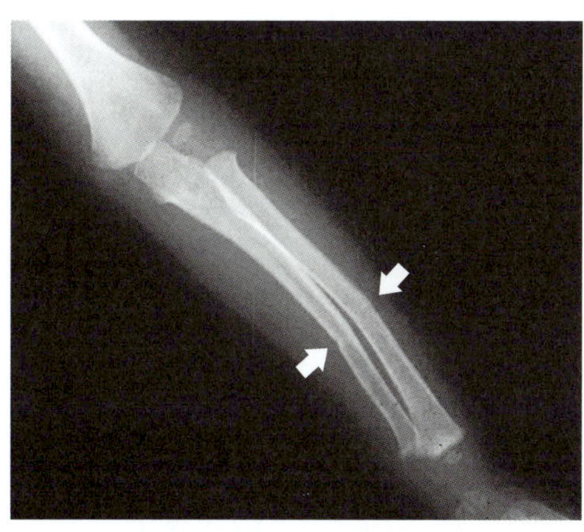

図5 塑性変形(plastic deformity)
小児の骨は軟らかいので，骨折がこのように全体に曲がった変形になることがある．

＊ 「花托」とは花の下の膨らんでいる部位です．蓮の花弁が散ると，この花托だけが残ります．

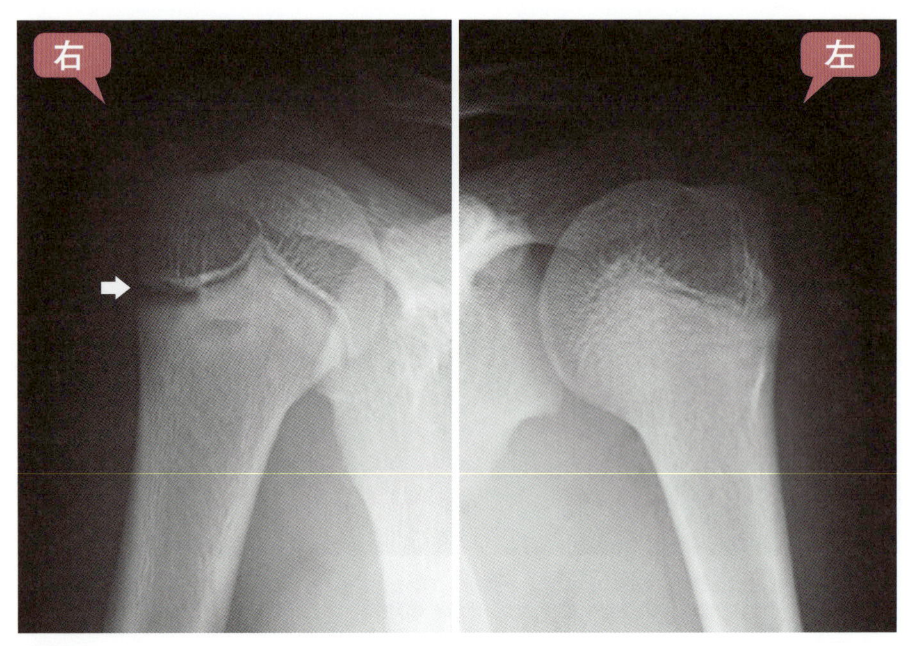

図6 little leaguer's shoulder（上腕骨骨端線離開）
13歳・男児，投球1日100球．左に比べ，右側の骨端線が広がっている．

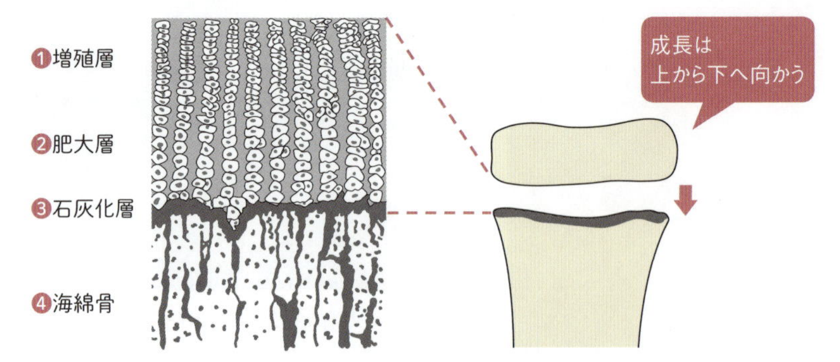

図7 骨端線の構造
軟骨細胞の❶増殖層→❷肥大層（グリコーゲン蓄積）→❸石灰化層（アポトーシスを起こす．X線で見える）→❹海綿骨（石灰が骨に置換）．肥大層が力学的に弱く，骨端線骨折はここで起こる．

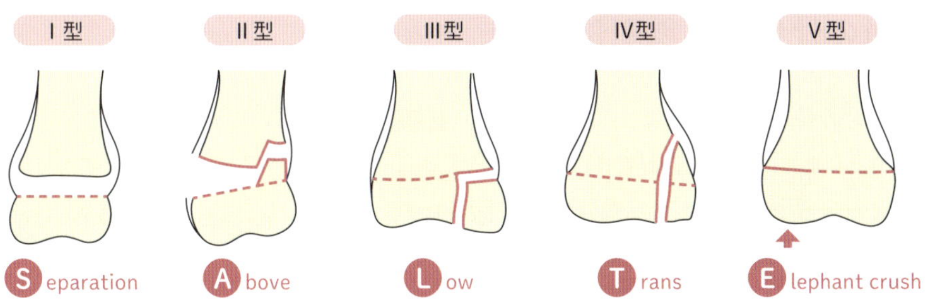

図8 Salter Harris 分類
骨端線骨折の分類．覚え方は「SALTE（R）」．

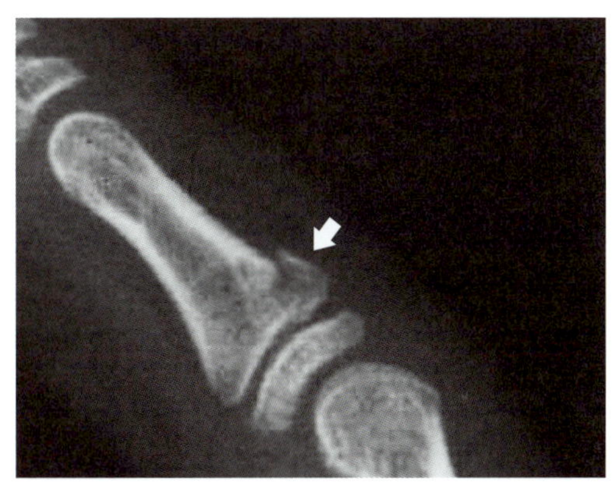

図9 Salter Harris Ⅱ型
このような骨端線の上の小さな三角骨片をみた時は，Salter Harris Ⅱ型の骨折と考える．実際は，骨折が骨端線にも及んでいる．

骨端線骨折分類「SALTE（R）」を覚えよう

骨端線骨折には，Salter Harris 分類（図8）があり，「SALTE（R）」と覚えます．

骨端線に平行に起こるような骨折〔Ⅰ型，Ⅱ型（図9）〕は予後がよいのですが，骨端線を縦に横切ったり（Ⅳ型．転位すると骨変形を起こす），骨端線が圧挫されるような場合（Ⅴ型．成長障害を起こす）は，予後が悪いのです．

肘の骨化核出現順位 CRITE つれなくイレブン

肘の**骨化核**は厳密な出現順位があり（図10），覚えていると役に立つことがあります．覚え方は「CRITE（クリテ） つれなくイレブン（2，6，7，9，11）」です．次の順番です．ただし年齢は大体の目安です．

- Capitulum（上腕骨小頭）：2 歳で出現
- Radial head（橈骨小頭）：6 歳で出現
- Internal（上腕骨内側上顆）：7 歳で出現
- Trochlea（上腕骨滑車）：9 歳で出現
- External（上腕骨外側上顆）：11 歳で出現

図11は 2 歳の肘で，C（上腕骨小頭）のみが見えています．

図12は 7 歳の肘で，C（上腕骨小頭）→ R（橈骨小頭）→ I（上腕骨内側上顆）まで出現しています．

図13は 11 歳の肘で，C（上腕骨小頭）→ R（橈骨小頭）→ I（上腕骨内側上顆）→ T（上腕骨滑車）→ E（上腕骨外側上顆），すべての骨化核が出現しました．

この骨化核出現順位を知ることがなぜ役に立つのかというと，例えば図14のように上腕骨小頭の横に上腕骨滑車の骨化核が見えていたとします．上腕骨内側上顆が見える前に上腕骨滑車が出現することは有り得ないので，これは上腕骨内側上顆が折れて転位したと考えるのです．

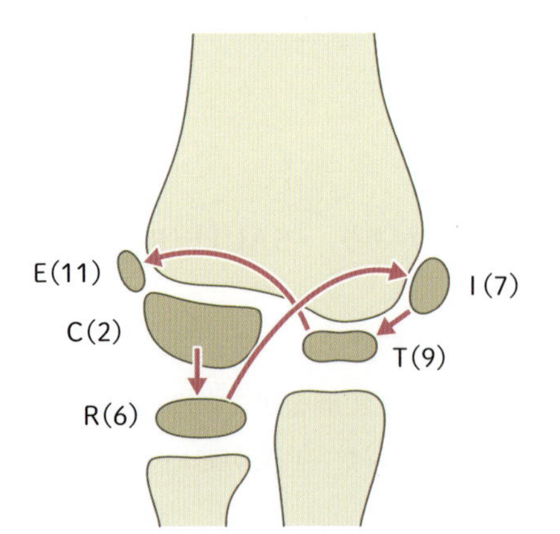

図10 右肘の骨化核出現順位
CRITE つれなくイレブン（2，6，7，9，11）を指でなぞってみよう．
Capitulum（上腕骨小頭，2 歳）→ Radial head（橈骨小頭，6 歳）→ Internal（上腕骨内側上顆，7 歳）→ Trochlea（上腕骨滑車，9 歳）→ External（上腕骨外側上顆，11 歳）．

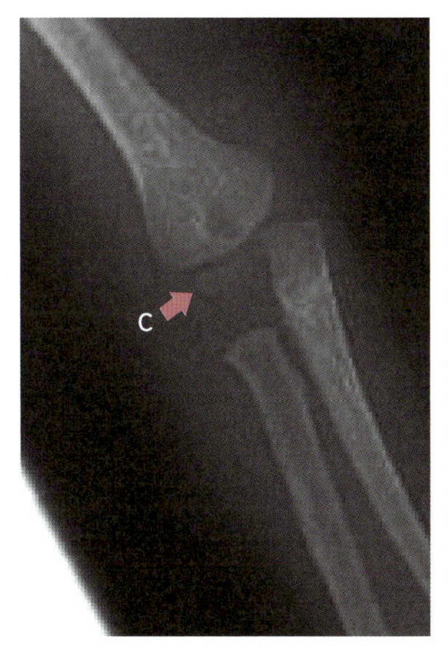

図11 2 歳の肘
C(上腕骨小頭)のみ出現している.

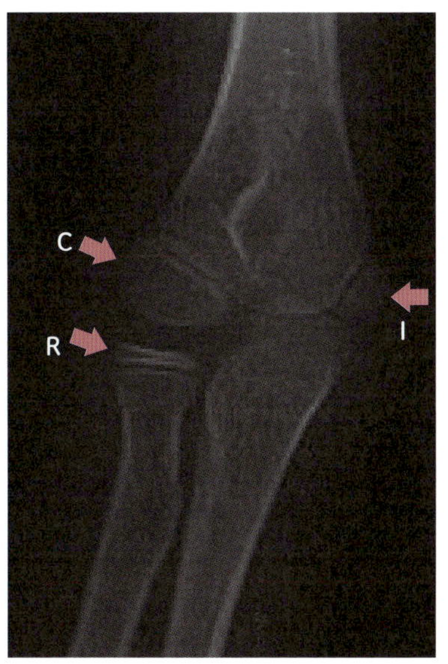

図12 7 歳の肘
C(上腕骨小頭)→R(橈骨小頭)→I(上腕骨内側上顆)まで出現している.

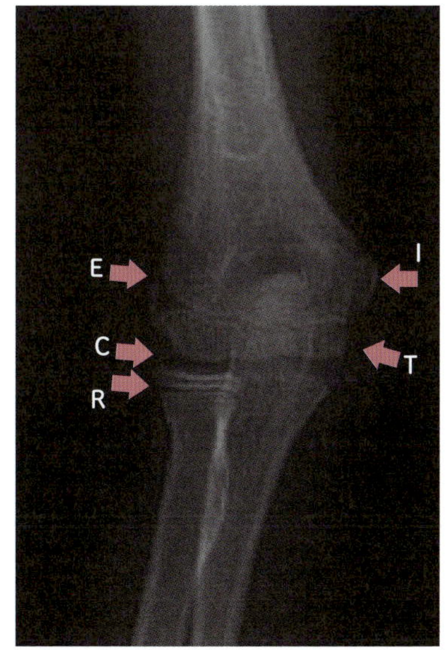

図13 11 歳の肘
C(上腕骨小頭)→R(橈骨小頭)→I(上腕骨内側上顆)→T(上腕骨滑車)→E(上腕骨外側上顆)，すべての骨化核が出現している.

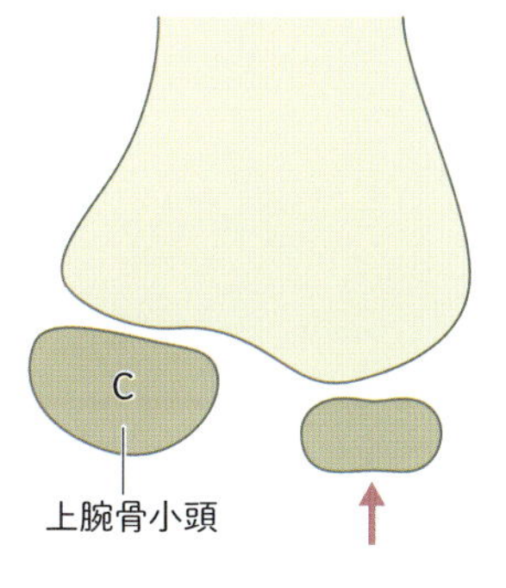

図14 上腕骨内側上顆の骨折
上腕骨内側上顆が見えず，上腕骨小頭(C)の横に上腕骨滑車が見えていたら(➡)，これは上腕骨内側上顆が折れて転位したと考える.

怒涛の反復

❶小児の急性斜頸の原因は **Luschka 関節病変**．MRI 冠状断でわかる．

❷骨の輪郭はなだらか．急激な変化は**骨折**と考える．

❸長管骨が全体にカーブする**塑性変形**がある．

❹**骨端線骨折**は「SALTE(R)」(separation，above，low，trans，elephant crush)．

❺**骨端線離開**は両上肢/両下肢の X 線を撮って比べないとわからない．

❻肘の**骨化核**出現順位は「CRITE つれなくイレブン」．

文献

1) Gubin AV, et al : Etiology of child acute stiff neck. Spine 34(18) : 1906–1909, 2009. PMID 19680099

2) Gubin AV : General description of pediatric acute wryneck condition. Kook Jin Chung(ed) : Spine surgery. pp121–134, InTech, 2012. https://cdn.intechopen.com/pdfs-wm/34188.pdf (2019 年 2 月最終アクセス)

Q15 10歳の男児が下腿痛で受診．診断は?

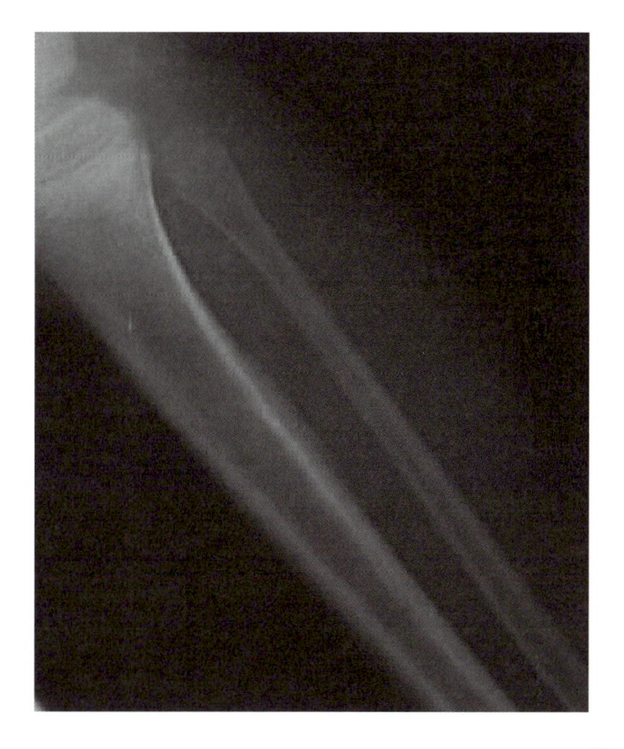

解答は p150

Q16 11歳の女児が下肢の痛みで受診．診断は?

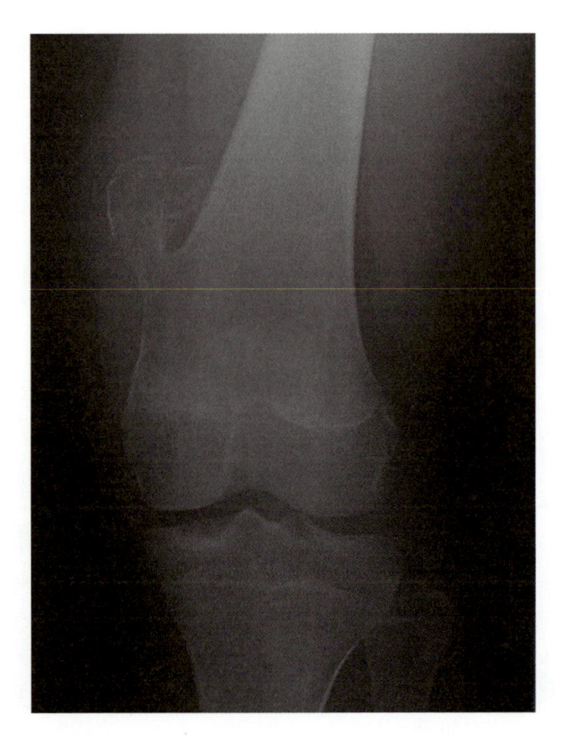

解答は  p150

さらなるレベルアップのための画像読影練習問題　解答

Q1　（p28 掲載）

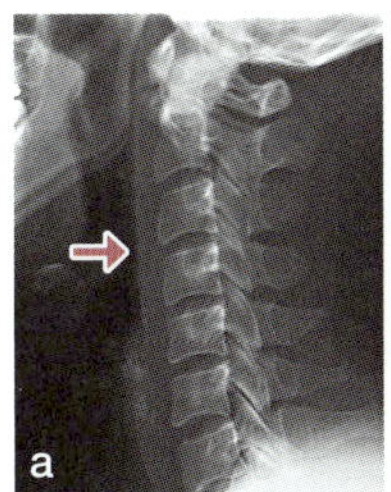

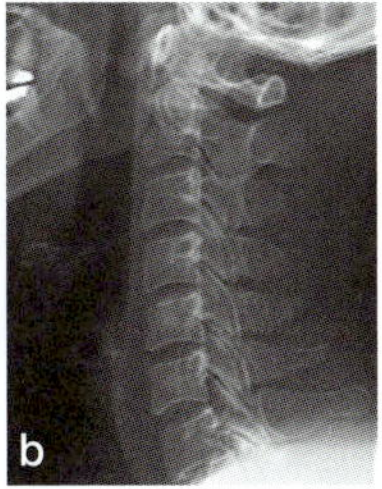

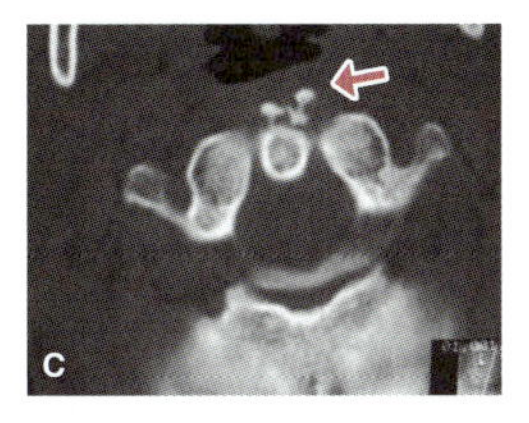

A1　石灰沈着性頸長筋腱炎

a は頸部痛の急性期，頸椎前方の軟部組織が膨張している．b は 1 週間後の軽快時．c の CT では環軸椎の前に石灰化を認める．決してまれな疾患ではない．急性頸部痛をみた時には，この疾患も念頭に置くこと．

Q2　（p37 掲載）

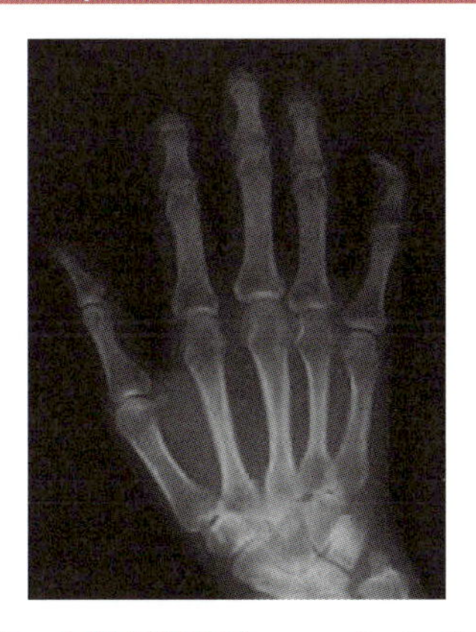

A2　先端骨溶解症(acroosteolysis)

強皮症で末節骨先端が吸収されている．

Q3　（p37 掲載）

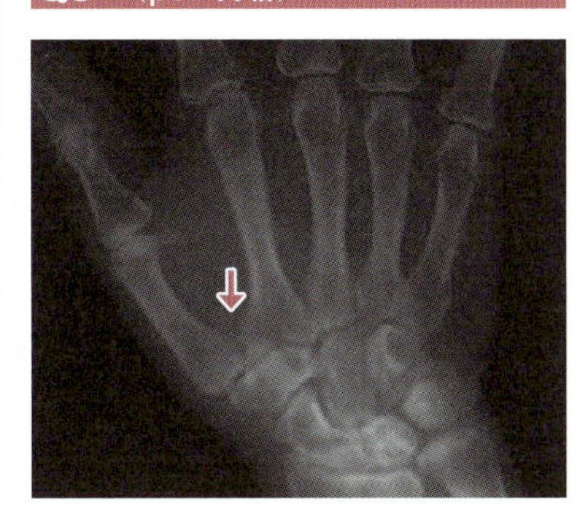

A3　Bennett 骨折

母指中手骨基部に長母指外転筋が付着しており，これに牽引されて Bennett 骨折が起こる．

Q4　（p38 掲載）

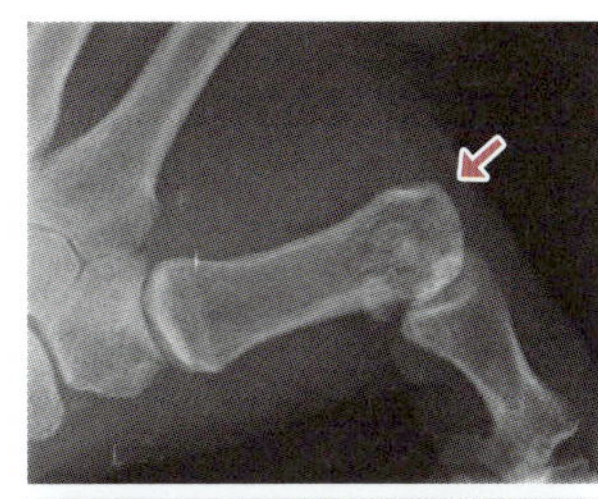

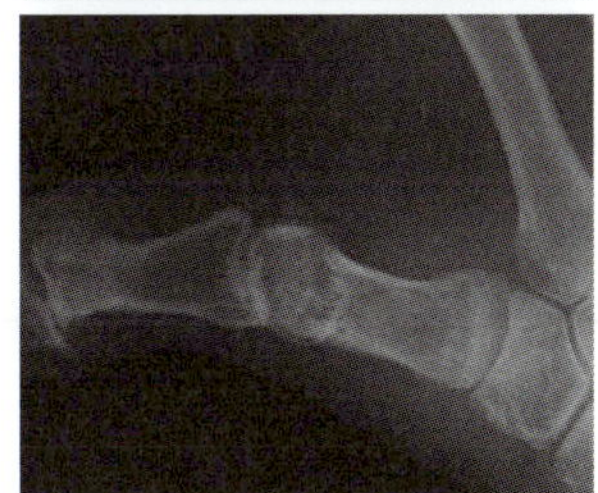

A4　左 Skier's thumb

スキーのストックを握ったまま転倒し，左母指 MP 関節の尺側側副靱帯が切れた．両母指にストレスをかけている．右に比べ，左 MP 関節が大きく転位している．

Q5　(p55 掲載)

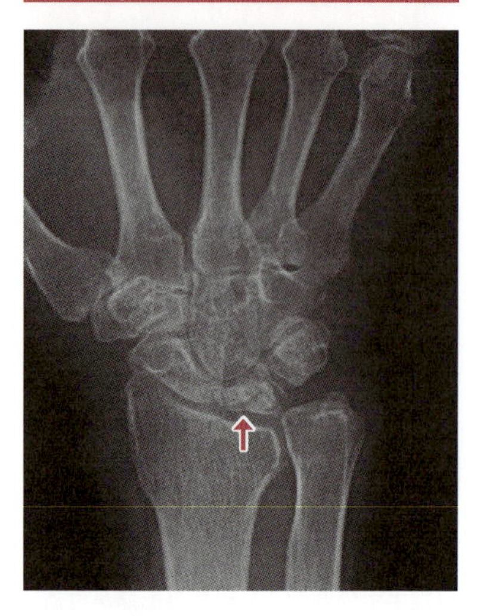

A5　月状骨壊死(Kienboeck 病)

造船所勤務で，常にハンマーなどを使用していた．

Q6　(p56 掲載)

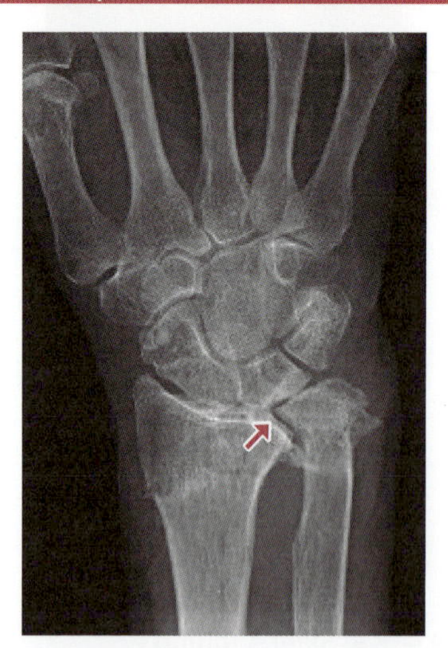

A6　橈尺関節変形

橈尺関節変形で尺骨頭が横に山型になっており，これにより第 4，5 伸筋腱が切れることがある．関節リウマチではよくみられる．

Q7　(p100 掲載)

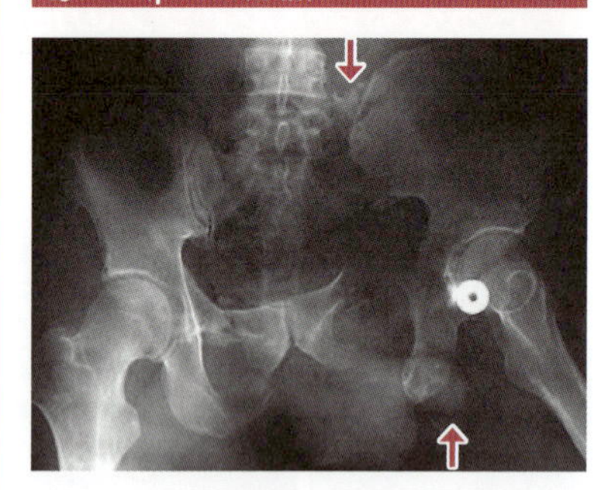

A7　Malgaigne(マルゲイン)骨折

骨盤輪の後方と前方の両方で骨折している．バイクで転倒，交通標識のポールが股間に入って受傷した．大変不安定な骨盤骨折である．

Q8　(p100 掲載)

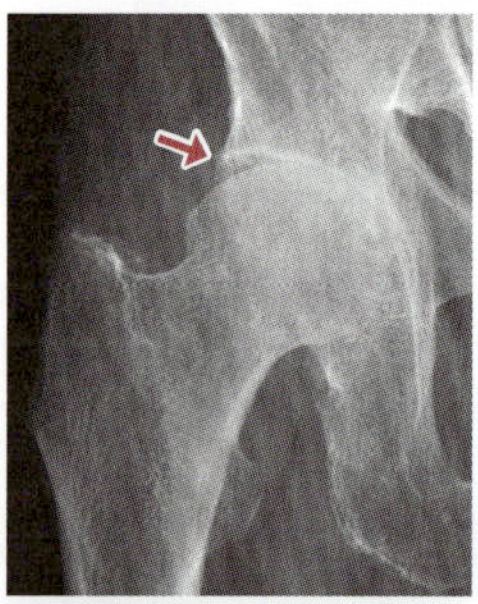

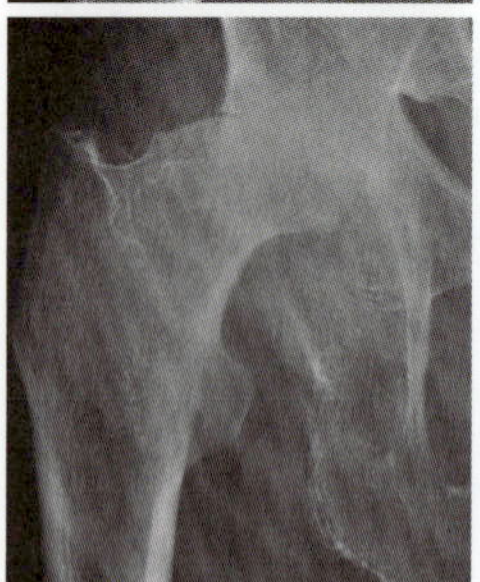

A8　急速破壊性股関節炎

初診時(上図)では関節裂隙が狭い程度であるが，3 か月後の下図では扁平骨頭となっている．結局，人工股関節置換を行った．CPPD などが原因となることがある．

Q9 (p121 掲載)

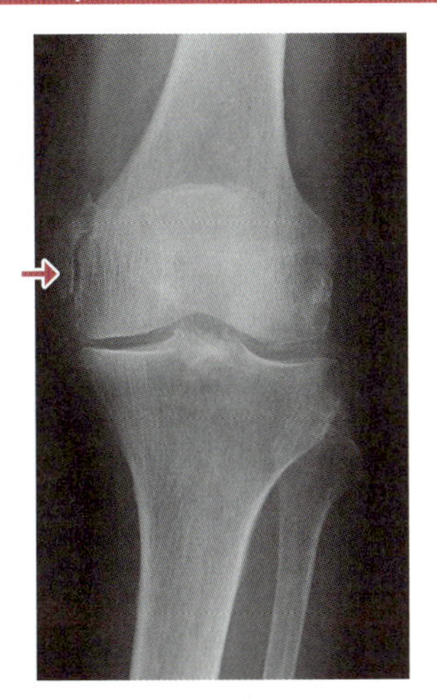

A9 ペレグリーニ－シュティーダ病変（Pellegrini-Stieda lesion）

内側側副靱帯損傷の後，靱帯の大腿骨付着部で石灰化が起こるもの．

Q10 (p122 掲載)

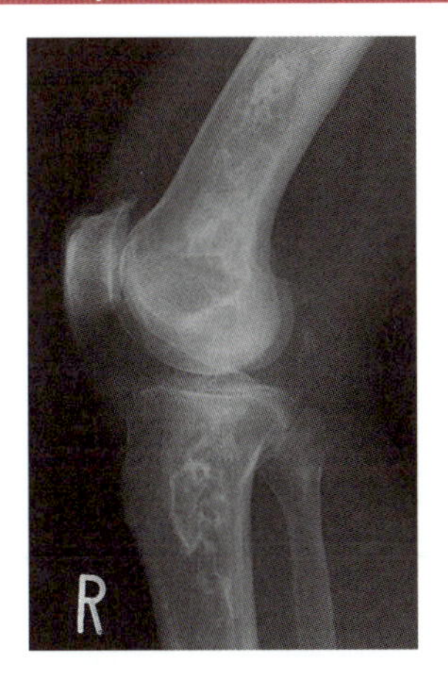

A10 骨梗塞

骨幹端（metaphysis）や骨幹（diaphysis）にある骨壊死のことを骨梗塞という．骨端（epiphysis）にある場合は骨壊死という．境界が鮮明で蛇のような石灰化（serpiginous calcification）がみられる．

Q11 (p133 掲載)

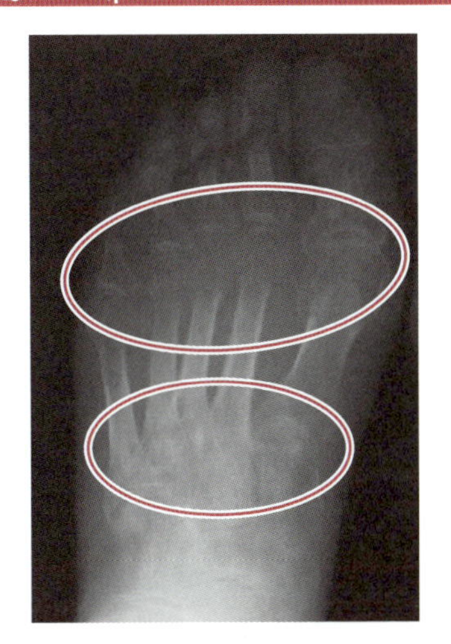

A11 複合性局所疼痛症候群（complex regional pain syndrome：CRPS）

急速な骨粗鬆症が進行する．骨幹部よりも特に血行のよい関節近く（metaphysis）の骨吸収が強いのに注目．

Q12 (p133 掲載)

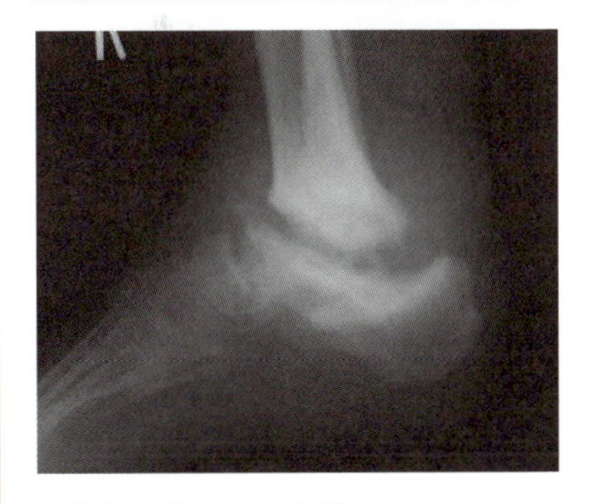

A12 Charcot 関節

これだけの変化がありながら，糖尿病による Charcot 関節のため，痛みを感じず歩くことができる．

Q13 (p134 掲載)

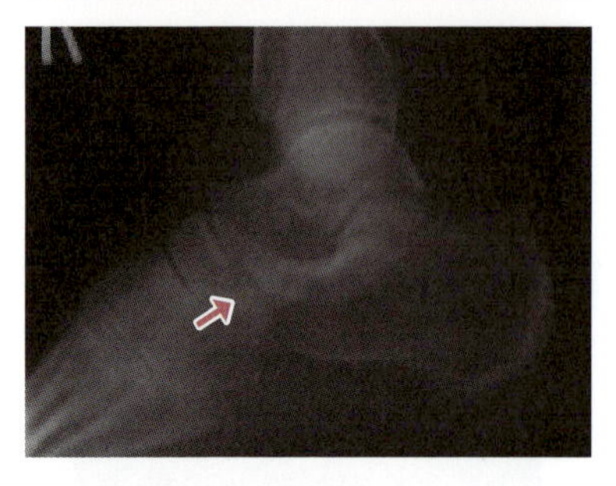

A13 踵骨前方突起骨折

ひどい捻挫と間違われる．捻挫で腫れがひどい場合，この踵骨前方突起骨折と立方骨骨折を探そう．

Q14 (p134 掲載)

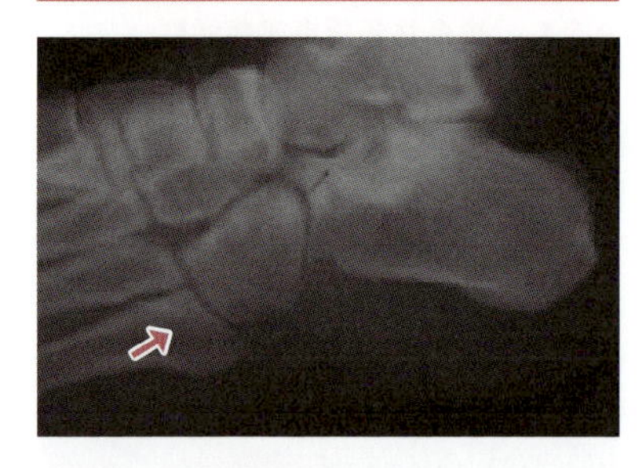

A14 立方骨骨折

ひどい捻挫と誤診される骨折．第4，5中足骨と踵骨の間でくるみ割りのように挟まれて起こるので，くるみ割り骨折(nut cracker fracture)とも呼ばれる．

Q15 (p145 掲載)

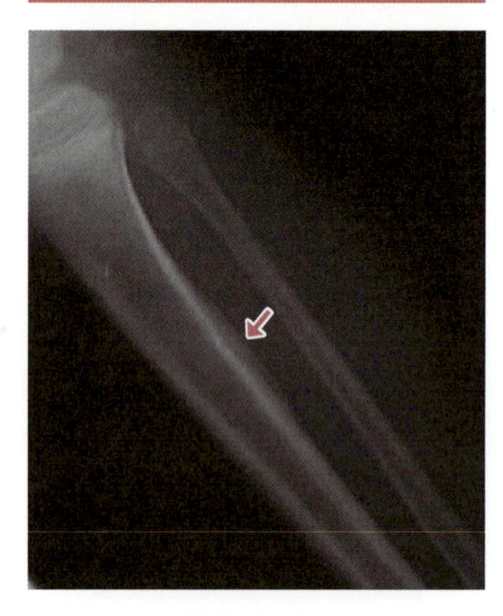

A15 小児脛骨疲労骨折

マラソンによる．脛骨ではランニングにより脛骨上部の，ジャンプにより脛骨下部の疲労骨折が起こる．骨膜反応がある．

Q16 (p146 掲載)

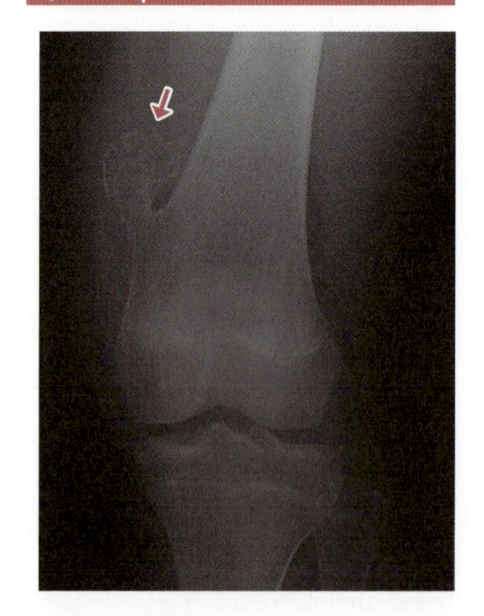

A16 外骨腫

比較的よくみる良性骨腫瘍．異所性軟骨があり，筋肉付着の筋肉の牽引の方向に成長と共に大きくなる．

索引

欧文

数字

A・B

C・D

F・G

H・I

K・L

M

O

P

R・S

T

U・V

和文

あ・い・う

え・お

か

き

く・け

こ

さ

し

す・せ

そ

た

ち

つ・て

と

な・に・ね・の

は・ひ

ふ

へ

ほ

も

ゆ・よ

ら・り・る

わ

著者紹介

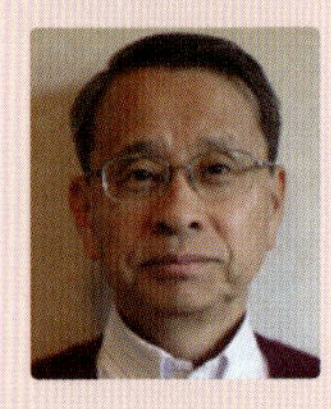

仲田 和正（なかだ かずまさ）
西伊豆健育会病院院長

【経歴】

1978 年　自治医科大学卒業，静岡県立中央病院（現静岡県立総合病院）全科ローテート研修

1980 年　浜松医科大学麻酔科研修（4～9 月），静岡県国民健康保険佐久間病院外科・整形外科

1984 年　自治医科大学整形外科大学院

1988 年　静岡県島田市民病院整形外科

1991 年　静岡県西伊豆病院整形外科

【資格など】

医学博士（学位論文：老人姿勢の研究）

ECFMG/VQE（米国医師資格）取得

英検 1 級，珠算 6 級

ピアノは黄色のバイエル（下巻）1/2

【所属学会】

日本整形外科学会，日本プライマリ・ケア学会認定医

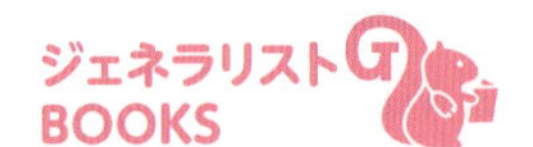

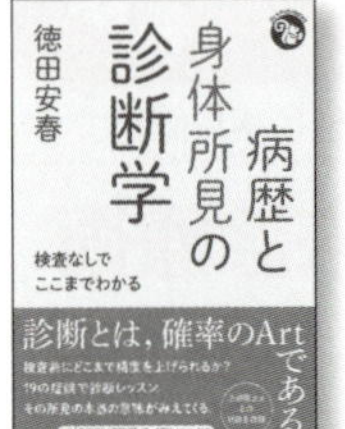

病歴と身体所見の診断学
検査なしでここまでわかる

執筆　徳田安春

● 頁 210　2017 年　3,600 円　[ISBN978-4-260-03245-2]

症例をもとに、指導医と研修医の問答形式で感度・特異度・尤度比の使い方が学べる実践書。付録には、即戦力となる「感度・特異度・尤度比一覧」の PDF を収載。

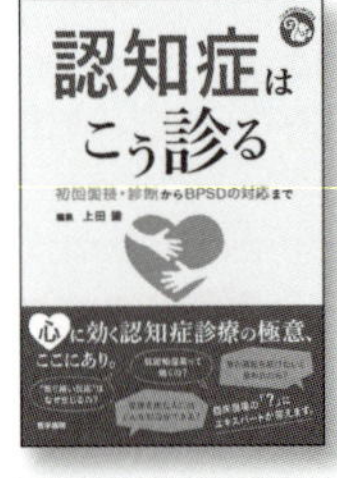

認知症はこう診る
初回面接・診断から BPSD の対応まで

編集　上田　諭

● 頁 264　2017 年　3,800 円　[ISBN978-4-260-03221-6]

「認知症は日常的に診るけれど、イマイチ診方がわからない。薬を出すだけでいいの？」かかりつけ医のそんなお悩みに効く本。豊富な事例とともに手法をレクチャー。

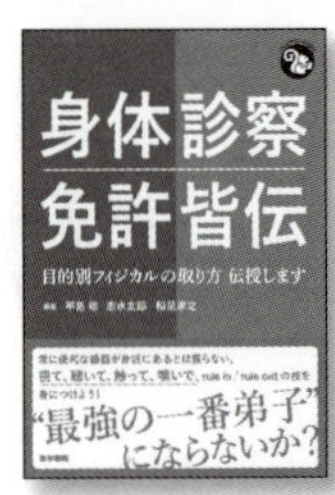

身体診察 免許皆伝

カラー

目的別フィジカルの取り方 伝授します

編集　平島　修／志水太郎／和足孝之

● 頁 248　2017 年　4,200 円　[ISBN978-4-260-03029-8]

“最強の一番弟子”にならないか？　便利な機器が常にあるとは限らない。視て、聴いて、触って、嗅いで、rule in/rule out できる身体診察を身につけよう。

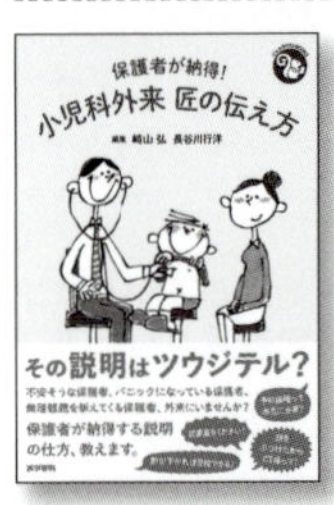

保護者が納得！ 小児科外来 匠の伝え方

編集　崎山　弘／長谷川行洋

● 頁 228　2017 年　3,800 円　[ISBN978-4-260-03009-0]

その説明はツウジテル？　不安そうな保護者、パニックになっている保護者、無理難題を訴えてくる保護者、外来にいませんか？　保護者が納得する説明の仕方、教えます。

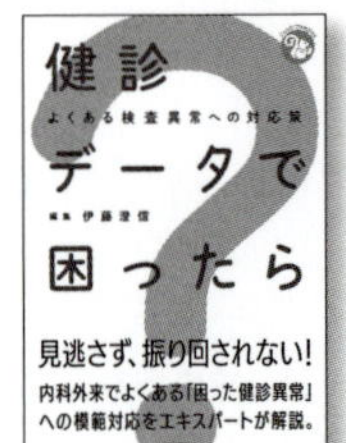

健診データで困ったら
よくある検査異常への対応策

編集　伊藤澄信

● 頁 192　2017 年　3,600 円　[ISBN978-4-260-03054-0]

外来で一般医が困る健診データ異常のパターンを集め、基本対応とそのエビデンスをわかりやすく示した内科外来に欠かせない一冊。